“十四五”国家重点出版物出版规划项目
国家临床医学研究协同创新战略联盟权威推荐
健康中国·疾病管理丛书

牙周疾病管理手册

牙周疾病预防和治疗的正确之道

主编　胡文杰

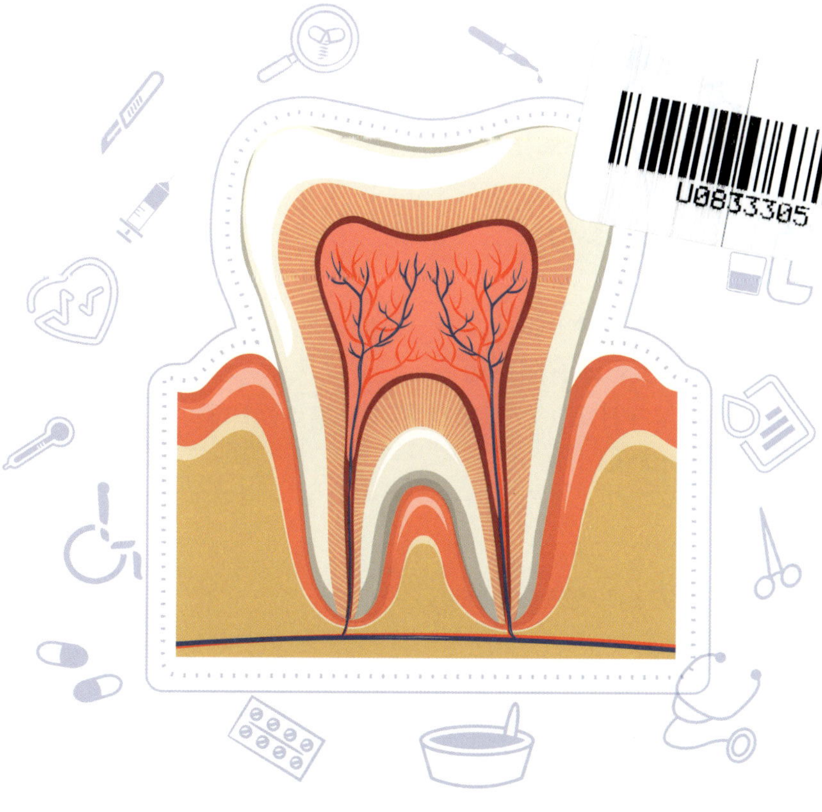

科学技术文献出版社
SCIENTIFIC AND TECHNICAL DOCUMENTATION PRESS
·北京·

图书在版编目（CIP）数据

牙周疾病管理手册 / 胡文杰主编. -- 北京 : 科学技术文献出版社, 2024. 7.
ISBN 978-7-5235-1445-0

Ⅰ. R781.4-62

中国国家版本馆 CIP 数据核字第 20243QS608 号

牙周疾病管理手册

策划编辑: 蔡　霞　邓晓旭　责任编辑: 蔡　霞　责任校对: 张永霞　责任出版: 张志平

出　版　者　科学技术文献出版社
地　　　址　北京市复兴路15号　邮编 100038
编　务　部　(010) 58882938, 58882087 (传真)
发　行　部　(010) 58882868, 58882870 (传真)
邮　购　部　(010) 58882873
官 方 网 址　www.stdp.com.cn
发　行　者　科学技术文献出版社发行　全国各地新华书店经销
印　刷　者　北京地大彩印有限公司
版　　　次　2024 年 7 月第 1 版　2024 年 7 月第 1 次印刷
开　　　本　710 × 1000　1/16
字　　　数　112 千
印　　　张　11.75
书　　　号　ISBN 978-7-5235-1445-0
定　　　价　59.80元

健康中国·疾病管理丛书
编委会

《牙周疾病管理手册》
编委会

主　　编　胡文杰

副 主 编　冯向辉　张艳玲　刘　建

责任编委（按姓氏笔画排序）

冯向辉　刘　建　杨　刚　张艳玲　胡文杰　曹　洁

编　　委（按姓氏笔画排序）

马小伟　王　玲　王　翠　王安琪　王宪娥

韦　宁　石　梦　石宇彤　冯向辉　师　静

危伊萍　刘　建　刘凯宁　刘婷婷　孙　菲

李凤英　李丽曼　杨　刚　杨　杰　张　波

张艳玲　张海东　张智超　罗惠文　赵丽萍

胡文杰　钟金晟　袁　乔　徐　筱　徐文娟

高　丽　曹　洁　蒋文婷　韩子瑶　谢　颖

工作秘书　石宇彤　张浩筠

健康中国·疾病管理丛书
总序

健康是促进人的全面发展的必然要求，是人生命之所系，是全体人民的最大财富。一人健康是立身之本，人民健康是立国之基，对中国极具现实和长远意义。习近平总书记在全国卫生与健康大会上强调，没有全民健康，就没有全面小康，要把人民健康放在优先发展战略地位，努力全方位全周期保障人民健康。为积极应对当前突出健康问题，采取有效干预措施，进一步提高人民健康水平，中共中央、国务院制定《“健康中国 2030”规划纲要》，从“五位一体”总体布局和“四个全面”战略布局出发，对当前和今后一个时期更好保障人民健康做出了制度性安排。党的二十大再次强调推进健康中国建设，明确指出人民健康是民族昌盛和国家强盛的重要标志，把保障人民健康放在优先发展的战略位置。

习近平总书记在科学家座谈会上将“面向人民生命健康”列为科技工作的“四个面向”之一，为我国医学科技工作提供了根本遵循。历史和现实都充分证明，卫生健康事业发展必须依靠科技创新的引领和推动，保障人类健康离不开科学发展和技术创新。在中国科学院第十九次院士大会、中国工程院第十四次院士大会上，习近平总书记提出，中国要强盛、要复兴，就一定要大力发展科学技术，努力成为世界主要科学中心和创新高地。党的十八大以来，为推动医药卫生科技事业发展，我国着力完善国家创新体系，国家临床医学研究中心作为国家级科技创新基地形成系统布局，在集聚医学创新资源、优化组织模式等方面发挥了积极作用，是卫生与健康领域贯彻落实全国科技创新大会精神的重要举措，整体推进了我国医学科技发展、加快了医学科技成果临床转化和普及推广。

科技创新是科学普及的源头所在，科学普及是科技创新成果的最广泛转化，开展科普可极大推动科研的进步与创新。习近平总书记强调，“科技创新、科学普及是实现创新发展的两翼，要把科学普及放在与科技创新同等重要的位置”。健康中国战略提出，科学普及健康知识，提高全民健康素养水平，是提高居民自我健康管理能力和健康水平最根本、最经济、最有效的措施之一。

为进一步加强健康科普内容的开发与传播力度，提升民众健康素养，促进科技创新，由科技部、国家卫生健康委、中央军委后勤保障部和国家药监局等部门牵头，国家临床医学研究协同创新战略联盟秘书长单位（首都医科大学附属北京友谊医院）组织，联合各国家临床医学研究中心编写出版“健康中国·疾病管理”丛书。

丛书充分发挥各国家临床医学研究中心的特色及学科优势，由多名院士、院长及知名专家领衔编写，聚焦人民群众常见的健康及疾病问题，以常见病种为单位，独立成册。每本书深入浅出地从预防、诊断、治疗、康复和问答等5个方面介绍了疾病相关知识，使读者可以充分了解疾病，建立科学健康观念，做到疾病的早预防、早发现、早诊断、早治疗，改善疾病预后，延长健康寿命年，更好地享受健康幸福生活。丛书注重科学性、实用性及原创性，力争成为国家临床医学研究中心彰显前沿、科学、权威形象的重要窗口以及公众获取健康科普知识的有效渠道。

未来，各国家临床医学研究中心将不断编写分册，纳入更多疾病种类，使更多读者受益。希望相关机构可以紧追信息化时代潮流，利用移动端、电视、广播、互联网等平台，广泛促进“健康中国·疾病管理”丛书在学校、社区及农村的传播，多层次、多渠道地惠及广大公众，帮助其树立科学、先进的健康理念，掌握科学的健康方法和知识，推动健康科普知识的全民普及，共享科技发展成果。

丛书凝聚了各国家临床医学研究中心、各位专家学者和科技工作者的智慧、经验和汗水，借此机会向你们致以衷心的感谢和诚挚的敬意！站在中国发展进程的关键时期，我们迎来“十四五”规划的新征程。

“十四五”是我国开启全面建设社会主义现代化国家新征程的第一个五年，更是推动我国科技创新及卫生健康事业高质量发展的重要历史机遇期。希望医学科普工作立足前沿，坚持发展创新，为推动健康中国建设、实现中华民族伟大复兴的中国梦贡献更大的力量！

科技部社会发展科技司

2023 年 2 月

健康中国·疾病管理丛书
推荐序

2021年3月，习近平总书记在福建省三明市调研时指出，健康是幸福生活最重要的指标，健康是1，其他是后面的0，没有1，再多的0也没有意义。“健康是1”彰显了中国共产党始终不变的“为中国人民谋幸福，为中华民族谋复兴”的初心使命，饱含着以习近平同志为核心的党中央“始终把人民生命安全和身体健康放在第一位”的深沉真挚的人民情怀。

为进一步科学普及健康知识，提高全民健康素养水平，由科技部、国家卫生健康委、中央军委后勤保障部和国家药监局等部门牵头，国家临床医学研究协同创新战略联盟秘书长单位（首都医科大学附属北京友谊医院）组织，联合各国家临床医学研究中心编写“健康中国·疾病管理”丛书。

丛书由各领域知名专家领衔编写，聚焦人民群众常见的健康问题，根据常见病种分类独立成册，充分发挥各国家临床医学研究中心的特色及学科优势，从预防、诊断、治疗、康复和问答等5个方面介绍疾病相关知识，使读者可以充分了解疾病，树立健康观念，做到早预防、早发现、早诊断、早治疗，为改善疾病预后、延长健康寿命年提供了重要参考。

丛书凝聚了各国家临床医学研究中心及各位专家学者的智慧、经验和汗水，在此向你们致以衷心的感谢和崇高的敬意！站在“两个一百年”的历史交汇点上，相信医学科技工作者能够立足前沿，坚持发展创新，为推动健康中国建设、实现中华民族伟大复兴的中国梦贡献智慧和力量！

中华医学会会长

中国科学院院士

北京协和医院名誉院长

2023 年 2 月

推荐序 1

牙列完整、口腔健康是健康和文明生活的组成部分。“牙齿清洁、牙龈颜色正常、无出血现象”是世界卫生组织制定的口腔健康标准中牙周健康的具体体现。

牙周疾病作为口腔常见病和多发病之一，已成为影响我国居民口腔健康的公共卫生问题。因此，大力促进人民的牙周健康、积极做好牙周疾病预防和诊治，是当前我国口腔医务工作者和广大人民共同面对的艰巨任务。

本书作为国内专门介绍牙周疾病的科普书，由我院临床一线牙周病学专家胡文杰教授担任主编，一批热爱牙周疾病防治和科普宣传的中青年骨干医生和护师作为编委会成员编写完成。本书图文并茂、通俗易懂，内容涵盖牙周疾病的临床特点和防治的正确之道，相信会受到大众的普遍欢迎。

北京大学口腔医学院作为国家临床医学研究协同创新战略联盟的成员之一，积极响应联盟号召，高度重视科普图书的选题和编撰，将始终发挥好引领国内口腔疾病预防和治疗、持续推动健康科普工作的作用。

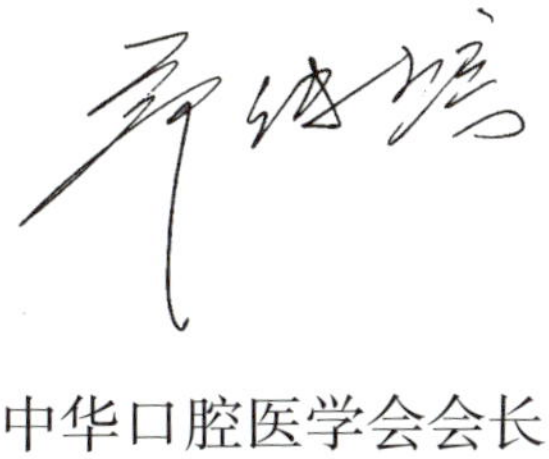

中华口腔医学会会长

扫码观看

推荐序 2

牙周疾病是常见的口腔疾病之一，在我国成年人中有着较高的患病率。牙周疾病持续进展最终会导致牙齿丧失，严重影响口腔健康、功能与美观，已成为一项严峻的公共卫生问题。如何有效预防与控制牙周疾病，提高国民对口腔健康的关注度，一直是我国口腔医务工作者面临的巨大挑战。

今年是中华人民共和国成立 75 周年，是实现“十四五”规划目标任务的关键一年。《“十四五”国民健康规划》中提出推进“健康口腔”专项行动，表明国家对全民口腔健康的高度重视。北京大学口腔医学院·口腔医院在复旦大学中国医院排行榜中连续 14 年位列口腔专科医院榜首，同时作为国家口腔医学中心和国家口腔疾病临床研究中心，始终肩负着引领与推动全国口腔健康科普工作的重要使命。

胡文杰教授作为国家口腔医学中心牙周专科联盟主任委员，长期以来致力于牙周健康知识的全民普及与牙周疾病诊疗规范化在全国院校的推广，积极响应“十四五”规划，带领北京大学口腔医院牙周科的一批中青年骨干编写了《牙周疾病管理手册》，相信本书对牙周疾病及相关诊疗知识的全民科普、提高国民口腔健康意识具有重要意义。

北京大学口腔医学院·口腔医院院长

国家口腔医学中心主任

推荐序 3

牙周疾病是人类口腔的常见病、多发病。牙周疾病通过破坏牙齿支持组织严重损害口腔健康，是成人缺失牙的最主要原因。已有大量的科学研究证据表明，牙周疾病造成的人体慢性炎症状态与一系列全身系统性疾病，如动脉粥样硬化、糖尿病、慢性肾病、阿尔茨海默病等的发生发展相关，牙周疾病的防控应成为维护人体健康的重要组成部分。

改革开放 40 多年来，随着人民生活水平的提高、口腔健康知识的普及和口腔健康意识的提升，我国人民的口腔健康状况有了大幅的改善。但第四次全国口腔健康流行病学调查结果显示，我国人民的牙周健康状况并没有明显的改变，甚至在某些年龄段还有恶化，说明改善我国人民牙周健康状况还任重道远。

牙周疾病是可防、可治、可控的。通过建立良好的口腔卫生习惯，“早晚刷牙、饭后漱口、定期洁牙”，大部分的牙周疾病是可以预防的。通过早期发现、早期治疗，牙周疾病的治疗效果是好的。即使发生了比较严重的牙周破坏，在经过系统性治疗后，做好定期检查、终身维护，是可以阻止牙周组织破坏进一步发展的。

北京大学口腔医学院牙周病学专家胡文杰教授带领一批热爱牙周疾病防治和科普宣传的中青年骨干精心编写了《牙周疾病管理手册》，相信该书的出版一定会在向大众普及牙周健康知识、促进大众重视牙周健康、做好自我保健、及时正确就诊等方面起到积极作用，为“健康中国”的早日实现做出重要贡献。

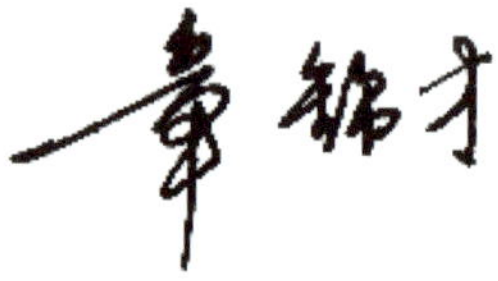

中华口腔医学会原副会长

瑞尔集团医疗事务执行总裁

前　言

牙周疾病是人类最常见的口腔感染性疾病之一，根据 2015 年第 4 次全国口腔流行病学调查结果，我国 85% ～ 90% 的成人患有不同程度的牙周疾病，城乡居民患病人数高达数亿。牙周疾病不仅会导致牙齿的丧失，危害牙周健康和口腔健康，直接影响生活质量。同时，牙周疾病作为口腔炎性病灶，与动脉粥样硬化等严重危害人体健康的全身疾病有密切关系，可以说是影响我国人民健康的公共卫生问题。

尽管牙周疾病在我国是高发疾病，但它是一组可以预防和治疗的口腔疾病。多年来，由于我国合格口腔医生的匮乏（牙周专科医生尤其缺乏），民众对维护牙周健康的常识严重不足，因此，从医和患两方面共同努力，加强牙周疾病的预防和治疗、促进口腔健康，是极为重要和迫切的工作。

加强健康科普工作，是健康中国行动的关键措施之一，作为口腔医务工作者，有责任和义务做好此项工作。本书围绕牙周疾病的基本知识和临床诊治的常见问题，图文结合，介绍了民众应该了解的相关知识，相信这有助于广大患者做好口腔卫生、及时正确诊治，达到有效防治牙周疾病的目的。

一批来自北京大学口腔医学院牙周科的中青年骨干医生和研究生积极参与了本书的撰写工作，在选题、撰写和审读过程中，我和他们反复讨论、共同提高，深深感受到科普工作的无限魅力和这些年轻人对专业的挚爱！相信他们会成为未来中国牙周事业发展的生力军！

感谢本书副主编冯向辉副教授、张艳玲副主任医师和刘建副主任护师与我共同努力，为本书编写付出了辛勤劳动！

石宇彤和张浩筠作为工作秘书，虽是在读研究生和博士后， 但他们的秘书工作完成得十分出色！

最后，希望广大读者对本书的不足之处提出批评指正。

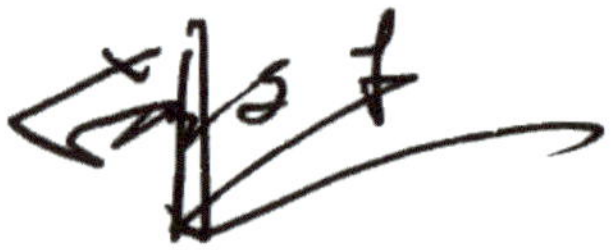

北京大学口腔医学院 · 口腔医院副院长

国家口腔医学中心牙周专科联盟主任委员

扫码观看

内容简介

本书介绍了口腔常见病和多发病——牙周疾病的相关知识，以更好地让大众重视牙周健康、做好自我保健和及时正确就诊。

全书分为三部分：**基础篇**介绍牙周疾病的发病原因、临床特点、与全身健康的关系等；**防控篇**侧重牙周疾病的预防和治疗，告诉大众如何做好口腔卫生，介绍牙周疾病的诊疗方法，强调维护牙周健康和保留天然牙的重要意义；**问答篇**基于患者关心的牙周疾病常见问题，对疾病、治疗和效果等做出必要说明，纠正大众偏见，树立认识、预防和治疗牙周疾病的正确观点。

本书语言通俗，适合大众阅读，也可作为口腔医学生和基层口腔医疗工作者宣传牙周疾病防治的科普参考。

目 录 CONTENTS

第一章
基础篇

牙周疾病的基础知识

什么是牙周？牙齿是如何固定在口腔里的？

日常生活中，很多人并不知道牙齿是如何稳定在口腔里并发挥日常咀嚼、发音和美观作用的，只是单纯了解牙齿周围有“牙床”包绕。那么，牙齿究竟是如何稳定在口腔里的呢？

实际上，牙齿是通过牙周组织固定在口腔里的！首先介绍一下牙周组织，顾名思义，是牙齿周围的组织，它又被称为牙支持组织，成员包括牙龈（俗称“牙床”）、牙周膜、牙骨质、牙槽骨，主要作用是支持、保护、固定、营养牙齿，是牙齿稳定在口腔中并发挥多种功能的重要保证！

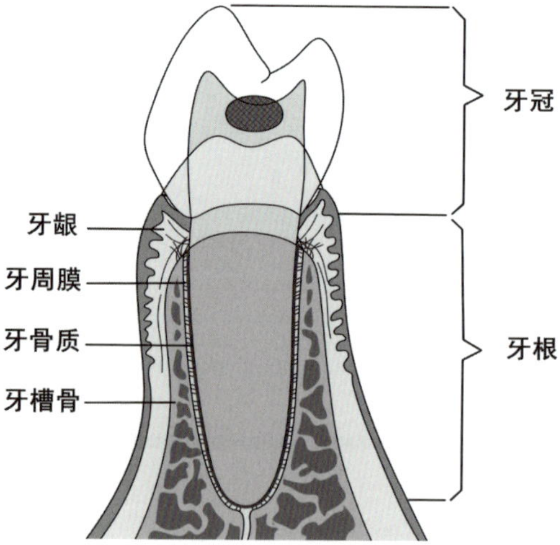

牙周组织结构示意图

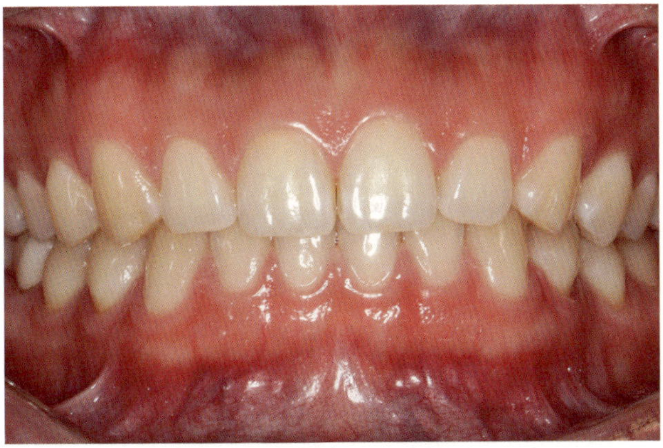

健康牙周组织的临床照片

牙龈是牙周组织的重要组成部分，它像是一件外衣，包绕在牙颈部（俗称“牙脖子”），覆盖在牙根、牙槽骨的冠方。健康状态下，牙龈呈粉红色，像扇贝状菲薄而紧贴牙颈部，质地坚韧。牙龈组织与牙颈部紧密结合，可以避免细菌的侵入，防止其“有机可乘”，对其他牙周组织起到封闭、保护的作用。而当牙龈出现炎症时，颜色会变得鲜红甚至暗红，形态会变得圆钝，质地会变得松软、发亮，并会向牙周组织的深部发展。所以，牙龈组织一旦出现炎症，要早期控制，避免波及深部牙周组织，产生更严重的破坏。

牙槽骨则是上下颌骨包绕和支持牙根的重要结构，牙槽骨内像座位一样容纳牙根的窝称为牙槽窝，牙槽窝给予牙根以支持。由于牙龈覆盖在牙槽骨表面，当牙槽骨发生炎症或存在咬合创伤时，肉眼无法观察到，需要通过 X 线片等影像学手段来观察骨结构的破坏情况。当牙根周围的牙槽骨吸收严重时，牙齿失去牙槽窝稳定的支持，就会产生牙齿松动、移位等症状。

牙骨质是覆盖在牙根表面的薄层结构，它像“袜子”一样，给予牙齿进一步的保护。牙骨质的内层是牙本质，如果牙根表面缺少牙骨质的保护，牙本质直接暴露在口腔内，就会出现牙齿敏感的症状。

牙槽骨与牙骨质之间是如何结合的呢？这就是牙周膜的功劳了。原来牙骨质和牙槽骨之间通过像“弹簧”一样的牙周膜纤维，相互连接，把牙齿牢固地稳定在牙槽窝内。咀嚼食物时，这些弹簧一样的牙周膜纤维会感知、承受并缓冲强大的咀嚼压力。当牙周膜受到炎症的侵犯时，牙齿和牙槽骨之间的连接会变得薄弱、破坏，牙周膜的支持、缓冲、改建作用就会大大减弱，牙齿就不能稳稳地固定在牙槽窝里发挥正常功能。

介绍了牙周组织，大家就知道牙齿是如何固定在口腔里并发挥多种功能！可以说，牙周组织的四个成员（牙龈、牙周膜、牙骨质、牙槽骨）是牙齿的四大护卫。所以，维护牙周组织健康是非常重要的！

（作者：石宇彤　胡文杰）

牙周疾病是怎么得的？牙周疾病的病因是什么？

提到牙周疾病，很多朋友会有一种既熟悉又陌生的感觉。“熟悉”是因为从媒体报道、科普宣传甚至一些口腔保健产品的广告中经常听到这个词，可谓是口腔健康相关的“高频词汇”，“陌生”是因为和我们熟悉的龋病（虫牙）、牙髓炎（牙疼起来真要命）、第三磨牙阻生（智齿）等“看得见、摸得着、感受得到”的常见口腔疾病相比，它似乎又有些抽象。

我们在门诊接诊过程中，经常遇到一些患者朋友，表示自己刚做完体检，体检医生说有“牙周疾病”，于是前来就诊，但他们觉得牙齿不疼不痒，只是偶尔“牙床上火”，或者刷牙时牙龈少量出血等，往往并不认为牙周疾病是一个多么严重的问题。还有一些患者，可能是最近一两年或者几个月，突然觉得牙齿咬东西用不上力，或者有些牙齿不敢咬硬物，随之牙齿松动，甚至有一些牙齿自行脱落，“医生，我每天都很认真刷牙，为什么牙齿会松动了呢？”“我看到掉下来的牙齿，既没有‘虫牙’的洞，也没有崩掉或者裂开，好端端的牙齿，怎么就掉了呢？”这些患者往往带着各种不解及对疾病的恐惧、焦虑前来就诊。

那么，这种既“熟悉”又“陌生”的牙周疾病，究竟是怎么得的？

牙周，从字面的理解，就是牙齿周围的组织，如同摩天大楼的地基一样，构成了牙齿牢固的根基。虽然没有钢筋混凝土的建筑结构，但由牙龈、牙周膜、牙骨质和牙槽骨构成的牙周组织仍然可以牢牢地将牙齿稳定在牙槽窝内，为我们一生中完成数亿万次的咀嚼保驾护航。当外来入侵者将战火燃烧到牙周这条防线时，我们机体的抵御力量和来自外界的刺激因素在牙周组织内发生交战，便导致“交战”结果——牙龈红肿充血的炎症表现。倘若入侵者来势汹汹，防御者且战且退，牙齿的“地基”也会被持续地侵蚀与破坏，最终导致“皮之不存，毛将焉附”的悲惨结局。

那么，究竟什么样的入侵者，是牙周疾病的罪魁祸首呢？如果将牙周疾病的“战犯名录”进行一个排序，那么排在第一号的当属牙菌斑。我们都知道很多疾病是由细菌引起的，那牙菌斑又是什么呢？我们的口腔其实是一个巨大的细菌仓库，唾液、舌背、口腔黏膜等处的细菌，时时刻刻在牙面上聚集，当这些细菌彼此黏附在一起，便形成了不能被水冲掉的菌斑，菌斑中的细菌不断地释放毒素、促使机体产生炎症反应。唾液中的一些矿物盐在没有及时清除掉的菌斑上沉积，又形成了牙石。牙石为菌斑提供了更好的避风港，其粗糙的表面又进一步地吸附更多的细菌、毒素来到牙周组织的阵地“兴风作浪”。如果我们没有养成良好的口腔卫生习惯、没有定期看牙周医生的意识、不能及时地清理掉这些污垢，便可能引发牙周疾病。

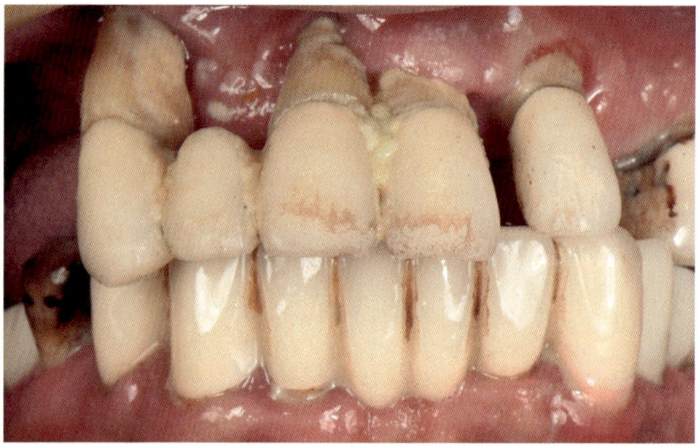

重度慢性牙周炎患者全口多牙缺失，松动余留牙和修复体表面可见大量菌斑和牙石

菌斑作为引起牙周疾病的“主犯”，有一些作为跟班小弟的“胁从犯”与其狼狈为奸。一些促进菌斑滞留、影响口腔清洁的因素，同样会促进牙周疾病的发生、发展。例如，牙齿表面的一些未治疗的龋洞、经常塞牙、制作不规范的假牙或者牙齿矫正装置等，一切藏污纳垢的局部因素，都可以为菌斑提供生长的温床。

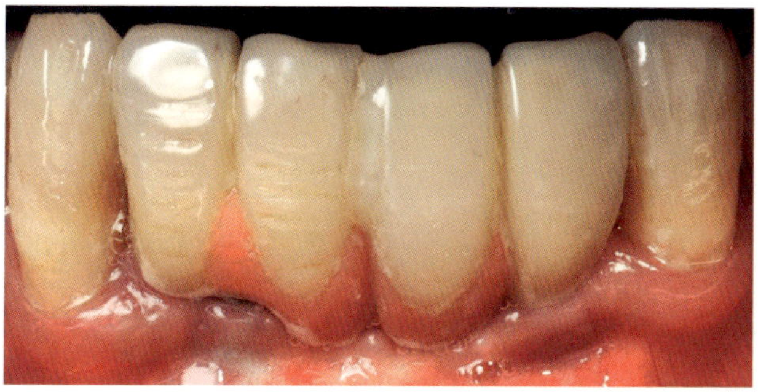

种植修复完成后，修复体组织面形态难以进行口腔卫生维护，导致菌斑滞留

当然，倘若机体防御的堡垒固若金汤，即便入侵者坐拥“坚船利炮”，恐怕也难以让牙周疾病纵情肆虐。正如在流感高发季节，有些人频频中招而另一些人却无缘感冒一样，不同的人对牙周疾病致病因素的反应也有所不同，想彻底解释清楚这个机制是非常复杂的。当然，我们可以较为肯定的是，吸烟、糖尿病、精神压力过大的人群，其机体抵御牙周疾病入侵的能力往往相对较弱，在入侵者的攻击下，更容易“兵败如山倒”，在短时间内从看似平常的“上火”更容易发展到牙齿松动、脱落等难以挽回的结局。

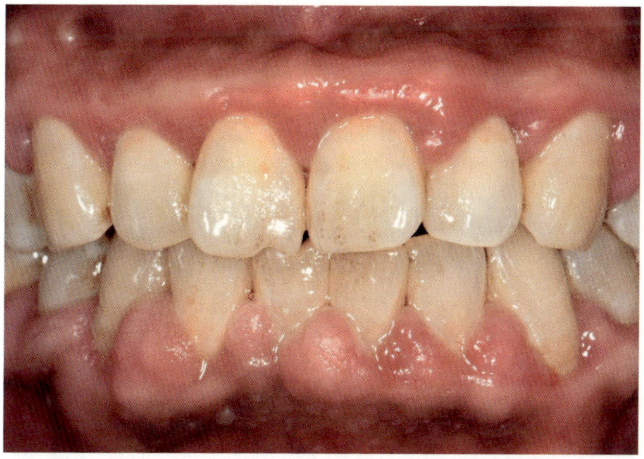

长期服用硝苯地平的高血压患者，菌斑刺激引发的牙周疾病，牙龈呈增生状态

总之，想要“未雨绸缪”，远离牙周疾病的困扰，或是“及时止损”治疗牙周疾病，都需要对牙周疾病的“主犯”牙菌斑进行有效的控制。因此，日常生活中我们应该做好个人口腔卫生维护，定期进行口腔检查和治疗，有效清洁菌斑，让我们对牙周疾病说“不”！

（作者：张海东）

牙石是怎么形成的？我每天刷牙怎么还会有牙结石？

简单地说，牙石（俗称牙结石）是牙齿表面钙化的牙菌斑。口腔是个复杂的生态环境，其中生存着大大小小几百种细菌和其他微生物。牙菌斑是牢固地黏附在牙面、修复体（如烤瓷冠）表面的细菌生物膜，漱口不能去除。那么牙石是如何由菌斑发展而来的呢？

牙石的产生分为 3 个阶段。①在清洁牙齿几分钟后，牙面上立即会附着新的牙菌斑。②牙菌斑在 1 ～ 2 小时内迅速增厚，约 9 天后菌斑内即可形成复杂的细菌生态群体。③在菌斑形成后的 1 ～ 14 天，菌斑内部开始矿化，口腔唾液、龈沟液（牙龈与牙齿缝隙中的液体）中的矿物盐（Ca^{2+}）和成熟的牙菌斑结合，就形成像水垢一样坚硬的牙石。

牙石的危害很大。一方面，牙石的多孔结构会吸附大量细菌毒素，未完全钙化牙石中的细菌也会继续产生毒素，对牙周组织造成破坏。另一方面，牙石表面粗糙，会附着更多的细菌，更有利于牙菌斑的形成。牙石的危害不仅仅在于它对牙周组织的机械刺激，更主要的危害是粗糙牙石表面会有更多的菌斑堆积和更多的毒素侵蚀，从而引起牙周组织的炎症。

一般来说，位于牙龈冠方、显露在口腔内、肉眼可见的牙石称为龈上牙石，而位于牙龈根方、被牙龈覆盖、口腔内看不见的牙石称为龈下牙石。龈上牙石和浅表的龈下牙石需要口腔医生通过龈上洁治（俗称“洗牙”）去除，而藏在牙龈深层的龈下牙石需要通过专业的深部清洁——龈下刮治术和根面平整术进一步清除。

了解完牙石的危害和治疗方法后，大家可能还会有疑问，我每天刷牙为什么还会有牙石？首先，每天刷牙不代表每次都做到了有效清洁，很多人刷牙时间不足、刷牙方式不对，影响了刷牙效果，因此要掌握正确的刷牙方法，最大限度地清除牙菌斑、减缓牙石的形成。其次，对于牙齿邻面和牙龈下方的菌斑还需要配合使用牙线、间隙刷等工具辅助清洁。即便如此，仍然存在清洁不到的部位，这些没有被及时清除的菌斑最快 1 天即开始钙化，逐渐形成牙石，无法再通过个人日常清洁去除掉。另外，牙石形成的量，除了与个人口腔卫生维护状况关系密切，还与体质、饮食习惯等都相关。有报道称，一些人的菌斑在不到两周时间里，矿化程度就已经达到 60% ～ 90%。

因此，在做好日常个人口腔卫生保健的基础上，我们需要定期到正规医疗机构进行洁治及必要时的深部清洁（刮治和根面平整）来去除牙石，维护口腔健康！

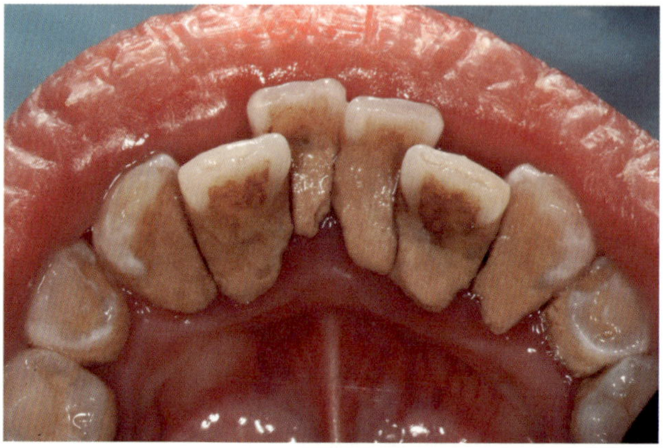

口腔内下前牙舌侧的牙石

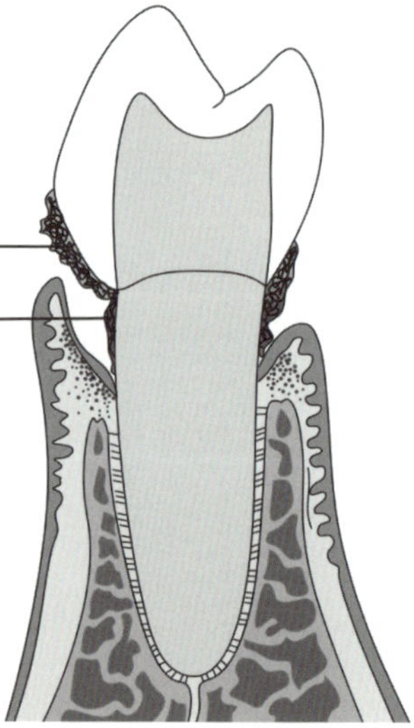

龈上牙石及龈下牙石示意图

（作者：石宇彤　胡文杰　图片提供：曹洁）

牙周疾病普遍吗？大人小孩都会得吗？

提起牙周疾病，其症状表现会五花八门——可能是“牙床”肿胀，也可能是刷牙时出现牙龈出血、悄然而至的牙缝变大，或者是某一天感觉牙齿“不在原来的位置上了”，甚至是牙齿松动、“老掉牙”。当然，有些患者可能已经得了牙周疾病，但没有什么自觉症状，因此，导致他们面对这个“沉默杀手”的步步紧逼却毫无觉察。如果我们提出一个问题：牙周疾病是大人孩子都会得吗？恐怕很多朋友的回答都是：老掉牙，牙周疾病当然是成年人，特别是上年纪人的专属了，孩子怎么可能得牙周疾病？那么事实果真如此吗？

在回答这个问题之前，我们还是回到前面提到的牙周疾病病因上。我们知道，造成牙周疾病的“罪魁祸首”是菌斑，牙齿暴露在口腔的有菌环境中，无论大人、小孩，牙面上都会源源不断地形成牙菌斑。所以，牙周疾病绝非成年人的专属。事实上，根据 2015 年第四次全国口腔健康流行病学调查的结果，12 ～ 15 岁青少年牙龈出血和牙石的检出率分别是 61% 和 67.3%，15 岁组中牙周袋和附着丧失的检出率分别是 6.5% 和 0.5%。当然，儿童青少年所患的牙周疾病，大多数是局限在牙龈组织的炎症，通过养成良好的口腔卫生习惯及定期的牙周检查和治疗，是可以得到很好控制的。

累及牙龈下方“根基”（牙槽骨）的牙周炎，同样并非中老年人的“专利”。在牙周炎的分类中有一类被称为侵袭性牙周炎，即是一种多发于年轻人，进展迅猛，而且破坏力大的牙周疾病。患有侵袭性牙周炎的部分患者，在青春期前后就可能出现局部较明显的牙周组织破坏。到了25～35岁时，则可能表现为广泛的多颗牙牙周组织破坏。这些年轻患者在本该洋溢着青春活力的年龄，却要忍受严重的牙龈红肿、出血，牙齿松动、移位，甚至拔牙的痛苦。

此外，还有一部分年轻患者，他们工作压力大，经常加班加点、劳心劳神，无暇顾及自己的口腔卫生。这类患者的牙周防御机制往往较为脆弱，长期劳累后可能会突发以急性的牙龈溃疡、自发疼或触疼、腐败性口臭为特征的坏死性溃疡性牙龈炎或牙周炎。

对大家而言，或许不能改变自己对于疾病的易感性，但是让自己时刻敲响警钟，明白牙周疾病，特别是重度的牙周疾病同样可以降临到年轻人的身上，从而尽自己的努力，做好口腔卫生维护并养成定期牙周检查的习惯，就可以最大限度地避免“人未老、牙已失”的悲剧。

当然，由于牙周疾病的始动因素是菌斑，随着年龄的增长，特别是35岁以后，牙周炎的患病率明显增加。根据2015年第四次全国口腔健康流行病学调查的结果，35～44岁人群中，牙周袋的检出率达52.7%，临床附着丧失检出率达33.2%，如果不及时治疗，在50～60岁时会发展为严重的牙周破坏。大多数的牙周炎患者会经历这种经典的慢性牙周炎发展过程。我们可以在患者的牙面上看到明显的菌斑、牙石或者其他影响口腔卫生的局部因素。这类患者的身体状况一般是没有异常的，但是如果患者有如吸烟、精神压力大、糖尿病等因素存在时，牙周炎症的程度会更严重、进展的速度会大大增加。

总而言之，牙周疾病的患病人群“地无分南北，人无分老幼”。牙周疾病作为一种广泛而常见的口腔疾病，在不同年龄、不同人群中的患病率及症状有所差异。菌斑是牙周疾病的始动因素，只要我们努力做到良好的口腔卫生维护及养成定期牙周检查的习惯，毫无疑问，就可以“防患于未然”。

（作者：张海东）

除了牙菌斑和牙石，还有哪些因素可以助长牙周疾病?

牙周疾病是一种以菌斑为始动因素，局部因素和全身因素交互作用、共同参与所产生的疾病。那么可以助长牙周疾病的因素还有哪些呢?

食物嵌塞，也就是人们常说的“塞牙”，是最为常见的牙周疾病局部促进因素之一。当牙缝较大、牙齿有洞、牙尖咬合位置异常时，都容易发生“塞牙”。食物嵌塞时牙缝里食物、软垢聚集，引起细菌大量繁殖，从而导致牙周组织的炎症进一步的破坏。所以，我们要及时使用牙线、牙间隙刷等工具清除嵌塞的食物，及时阻止其对牙周组织的破坏。如果食物嵌塞反复发生，则需要让专业的口腔医生检查具体原因，并针对性地去解决问题，以消除导致牙周疾病的隐患。

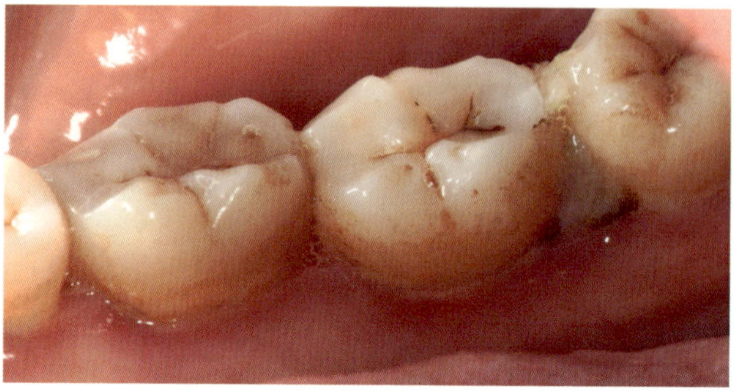

发生于智齿及第二磨牙间的食物嵌塞

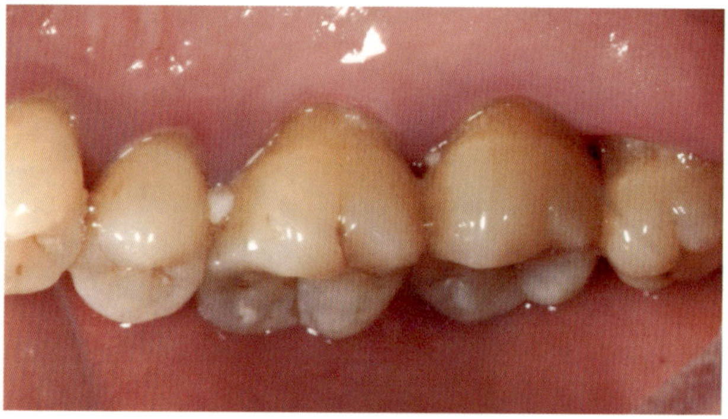

水平型食物嵌塞

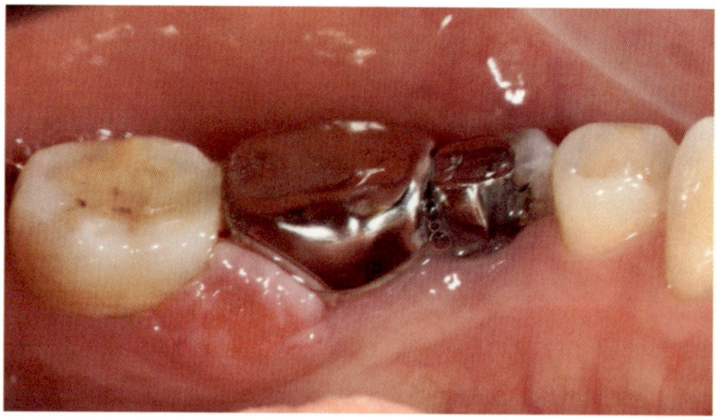

修复体与天然牙之间邻接触不良、长期食物嵌塞刺激出现牙龈瘤

牙齿在行使功能的过程中，如果长期受到过大或者方向异常的咬合力量，会使得牙齿过负荷，如叩齿和咬过硬食物等，会使支持牙齿的牙周组织因不堪重负从而发生破坏。我们生活中常见的情况是后牙缺牙而又没有及时修复，余留的牙齿在咀嚼食物时承担了更重的任务，超过其负担能力时，就可能会出现牙周不堪重负的问题。所以，我们要及时修复缺失的牙齿，避免对余留牙造成过重负担；同时，要定期进行口腔检查，便于医生及时发现存在的问题。

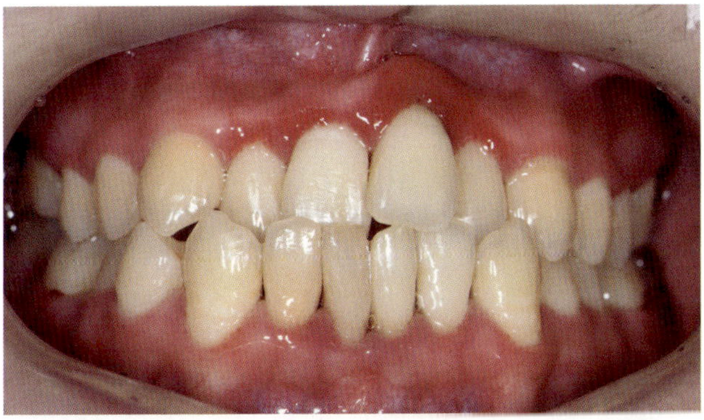

反殆及牙列拥挤导致牙齿长期受到异常的咬合力从而加重牙周破坏

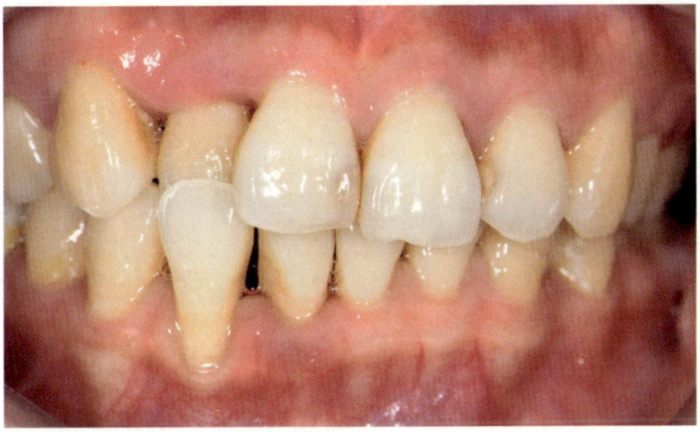

右下前牙长期受到异常咬合力加重牙龈退缩

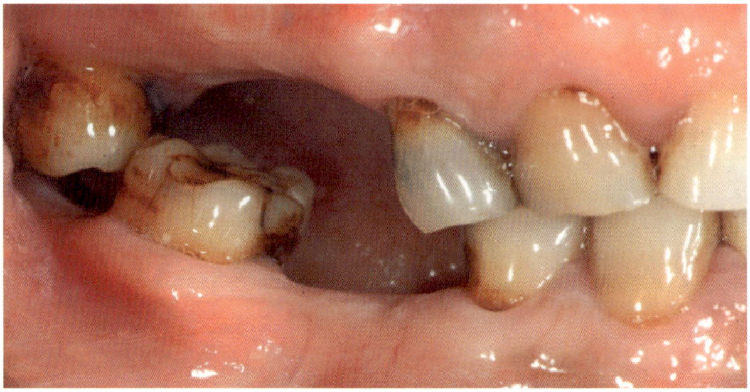

磨牙缺失未修复，前磨牙分担咬合力量，牙齿磨耗并有颈部楔状缺损

还有一些人存在着牙齿拥挤、扭转的情况。除了带来异常方向的咬合力量外，这些排列不齐的牙齿清洁困难，容易造成细菌堆积产生炎症。这种情况下，应当更加仔细地使用牙线、牙缝刷等工具清洁牙齿的邻面，同时及时询问口腔医生的意见，必要时可通过牙齿矫正的方法来重新排齐牙齿。

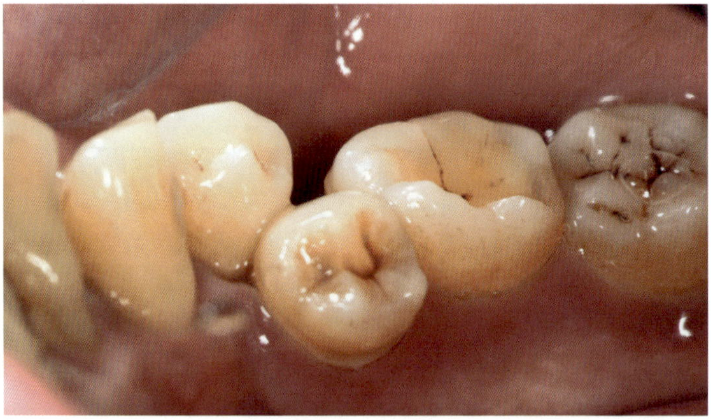

后牙拥挤、移位

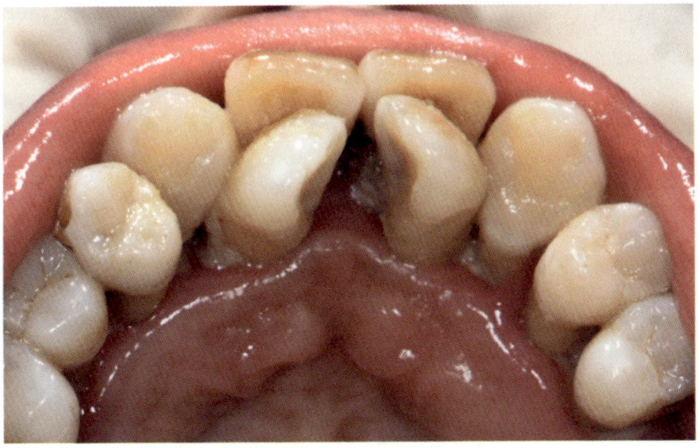

上前牙重度拥挤至双层

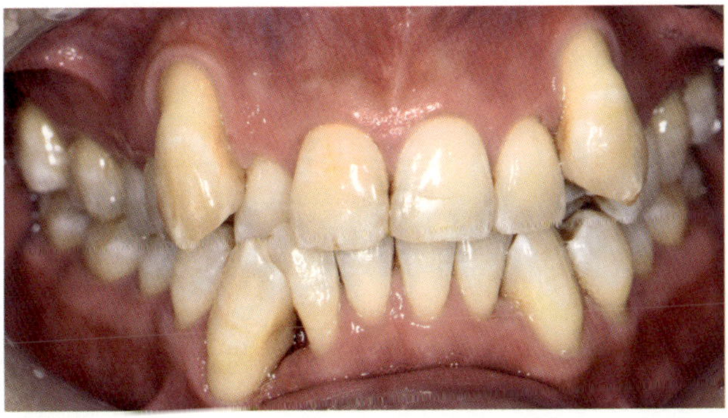

牙列拥挤、4 颗尖牙唇侧移位至牙列外，龈退缩明显、牙根暴露

值得注意的是，既往牙周炎症较重的患牙，即便炎症得到控制，病变停止了，这种患牙也不能同健康牙齿承受一样的咀嚼力量，此时应根据医生的建议“量力而行”，避免吃过硬、过韧的食物。此外，有些患者存在用一侧牙齿咀嚼（即偏侧咀嚼）、张口呼吸、夜磨牙等情况，这些不良习惯会加快牙周疾病的进展，应当在口腔检查时主动向医生描述，以便医生判断是否需要干预治疗。

有关牙周疾病的全身易感因素，具体请见下一个问题。

（作者：王安琪　胡文杰　部分图片提供：李丽曼）

哪些人容易得牙周炎?

前面我们已经讲过，牙菌斑是牙周组织发生炎症和破坏的始动因素，局部因素会促进牙菌斑的堆积，加重牙周组织的破坏。此外，一些全身情况也会影响牙周疾病的进展。生活中，我们常有这样的疑惑：有的人刷牙刷得不好，却没有患牙周炎或者牙周炎症并不严重，而有些人即使非常注重自己的口腔卫生仍然患有牙周炎。那么，究竟什么样的人群容易患牙周炎呢？

总体来说，易得牙周炎的人群分为三类：第一类与遗传因素相关，包括父母有重度牙周炎的人群及一些有遗传性疾病的患者；第二类具有相关全身危险因素，包括受性激素影响的人群及一些有系统性疾病的患者；第三类是具有相关社会行为危险因素，包括口腔卫生不良者、吸烟者及精神压力大者。

与遗传因素相关人群

多项研究发现，某些类型的牙周炎，如侵袭性牙周炎（发生在年轻患者的重度牙周炎）存在家族聚集现象。换言之，当父母有重度牙周炎时，其子女患牙周炎的概率会增高。因此，上一辈直系亲属患有重度牙周炎的人群需要更多关注自身牙周状况，坚持定期进行口腔检查，来预防或及时发现并治疗牙周疾病，做到早发现、早治疗。此外，有些遗传性疾病不但会导致牙周疾病的患病率升高，而且会导致疾病严重程度增加，包括周期性或永久性白细胞减少症、白细胞黏附缺陷病、Down 综合征等，通常患这些疾病的患者均可伴有较严重的牙周组织破坏。

有相关全身危险因素的人群

（1）受性激素水平变化影响的人群：牙周组织是一些性激素的靶器官，性激素水平的变化（青春期、怀孕期）会导致牙周组织对刺激因素的抵抗能力发生明显改变，特别是已患有牙周疾病的患者。多项研究表明，妊娠期妇女的口腔卫生状况与妊娠前相比无异，但牙龈炎的发病率及严重程度却增加，分娩后严重程度减轻。在进入青春期的青少年中也存在口腔卫生状况相似，但牙龈炎明显加重的类似现象。因此，备孕期的妇女、孕妇及青少年人群应更加注意自身的口腔卫生维护。

（2）糖尿病患者：糖尿病是一类常见的内分泌代谢疾病，目前公认糖尿病是牙周疾病的重要危险因素之一。多项研究表明，糖尿病患者患牙周疾病的概率、严重程度均高于无糖尿病患者，治疗效果也更差，接受相同治疗后也更易复发。1991 年，Emrich 等研究结果表明，血糖控制不佳者或有全身并发症者，与血糖控制良好的糖尿病患者相比，其牙周破坏（附着丧失）更多、更快，也更易发生牙周脓肿。因此，对于糖尿病患者，良好的血糖控制对牙周疾病的预防、治疗及预后都是极为重要的。

（3）艾滋病患者：其作为机体免疫力严重缺乏的人群，也是牙周炎的易感人群之一。HIV 相关的牙周炎病情发展迅速，短时间内即可发生严重而广泛的牙周组织破坏，牙齿呈进行性松动。

有相关社会行为危险因素的人群

（1）口腔卫生差者：牙周炎与口腔卫生有着密切的关系？ 2007 年，Broek 等的研究表明，在 41 ～ 45 岁人群，口腔卫生良好者牙槽骨吸收率为 22%，而口腔卫生差者牙槽骨吸收率达 44%。此外。牙周炎患者治疗效果好坏很大程度取决于患者的自我口腔卫生维护。总而言之，保持良好的口腔卫生是预防牙周疾病和保证治疗效果的基础。

（2）吸烟者：吸烟是牙周炎的重要危险因素之一，吸烟不仅会使患牙周疾病的风险大大提高，还会加重已有牙周炎病变的严重程度，影响牙周炎的治疗效果，治疗后也更易复发。科学研究表明，吸烟者比不吸烟者有更高的牙周袋发生率，牙周疾病的严重程度与吸烟的年限及数量有关。因此，戒烟是牙周疾病预防和治疗的一个重要方面。

（3）精神压力大者：精神压力不仅会导致机体抵抗力的降低，还会改变个体的生活方式，如忽视自我口腔卫生，致使菌斑堆积过多而加重牙周炎。另外，有精神压力者可能会吸烟量增加、饮酒过度，从而加重牙周疾病。目前普遍认为与精神压力相关性较高的牙周疾病是一种叫作急性坏死溃疡性龈炎（acute necrotizing ulcerative gin-givitie，ANUG）的疾病，患者多为程序员、考试期间的大学生、长途汽车司机等精神压力大的人群。因此，在压力较大的时期，我们需要学会自我调节情绪，进行适当的体育锻炼，并保持良好的口腔卫生和生活方式。

（作者：石梦　蒋文婷　石宇彤　胡文杰）

牙周疾病的表现及发展

牙龈炎和牙周炎究竟有什么区别?

牙龈炎和牙周炎都属于牙周疾病，它们是牙周疾病的不同阶段。牙龈炎所影响到的仅仅是牙龈软组织，并不会影响到深层的牙周支持组织。而相比于牙龈炎，牙周炎的破坏范围更广，破坏程度也更严重。也就是说，牙周炎是牙龈炎症进一步发展，侵犯到深层牙周组织的结果。

具体来说，牙龈炎更常见于青少年，典型症状是牙龈充血发红、牙龈肿胀、刷牙或咬硬物时出血。但此时炎症仅仅局限于牙龈组织，不会造成牙槽骨的破坏，更不会导致牙齿松动。若牙龈炎没有得到及时的治疗就有可能发展成为牙周炎。

牙周炎多发生于成年人，除了有上述牙龈炎的典型症状外，还会出现牙龈从牙根面上分离（形成牙周袋）、牙龈萎缩、牙缝变大、牙齿松动、咀嚼无力，严重者甚至会出现脓肿和牙齿脱落的情况。

牙龈炎的治疗方法主要是龈上洁治，再配合良好的口腔卫生维护，牙周组织可以完全恢复正常，所以牙龈炎是一种可逆的疾病。

牙周炎因为有深层的牙周组织发生破坏，需要接受更为复杂的牙周治疗，包括龈上洁治、龈下刮治甚至是牙周手术，而且接受治疗之后也无法完全恢复到正常状态。但是积极治疗牙周炎，控制炎症，可以阻止牙周组织的进一步破坏，降低日后出现牙齿松动甚至脱落的风险。

部分牙龈炎可以发展为牙周炎，不要等到牙齿松动甚至脱落才引起重视。在牙龈炎阶段，做到早发现、早治疗是非常重要的！值得强调的是，无论是治疗牙龈炎还是牙周炎，认真做好口腔卫生和定期的复查维护都是必不可少的。

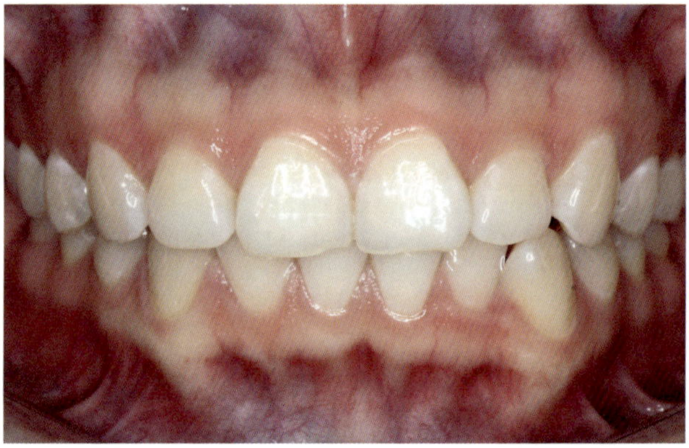

健康牙龈

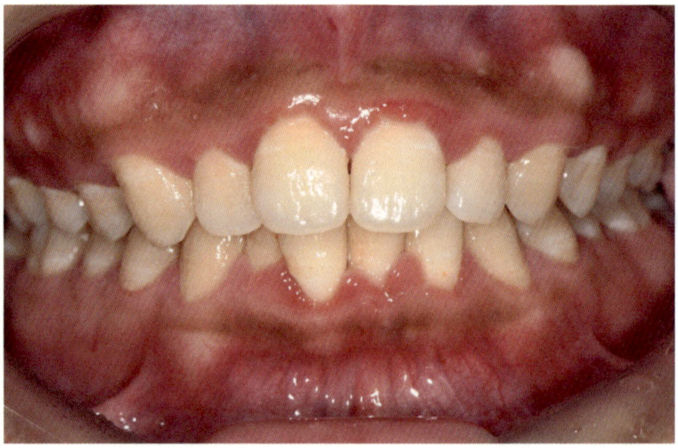

牙龈炎

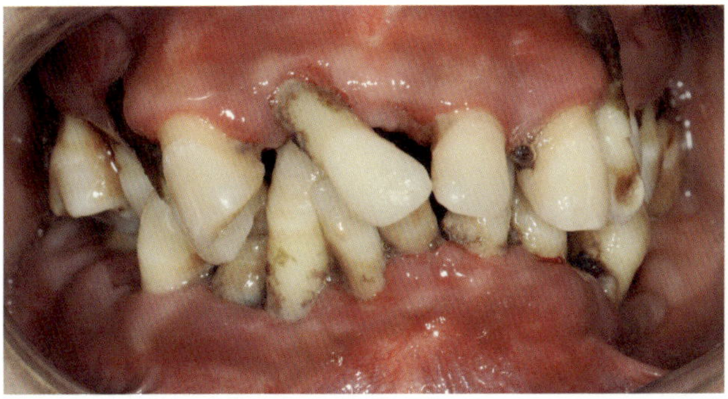

牙周炎

（作者：孙菲 胡文杰 部分图片提供：杨刚）

牙周炎有哪些常见症状？怎么判断自己得了牙周炎？

我国是牙周疾病患病的大国。近几次全国口腔流行病学调查表明，几乎每一位成年人都有患牙周疾病的可能性。那么，牙周疾病究竟是怎样的一种疾病呢？大量的临床研究表明，牙周疾病是一种细菌感染性疾病，最初症状不明显，一般不疼不痒，易被人忽视，随着时间推移，破坏逐渐加重，牙齿还会出现松动、咬物无力、牙缝变大、牙齿变长等，此时再开始牙周治疗就很难恢复到最初的健康状态。如果继续加重，还会出现牙龈的反复肿疼、牙齿脱落等症状，这时牙周疾病多数已到晚期，治疗难度增加，效果不确定，甚至需要拔除牙齿。因此，要了解、重视牙周疾病的危害性，并做到早发现、早治疗。

能否做到牙周疾病的自我察觉呢？

尽管牙周疾病在初期很隐匿，但只要在生活中稍加留意，仍能察觉一些早期症状。典型的早期症状是刷牙出血、咬物出血和晨起唾液中带血，而由于刷牙出血时有时无，量又较少，许多人熟视无睹。另外，一些错误的概念，如缺乏维生素可以导致牙龈出血等，也转移了人们对牙龈出血的真正症结——牙周疾病的关注！殊不知，刷牙时健康的牙龈是不会出血的。另外，健康的牙龈应该是粉红色，薄而坚韧，紧贴牙面。如果牙龈出现鲜红色或暗紫红色，不再紧贴牙面，外形变得圆钝、松软，也可确定牙周疾病的存在。只要做个有心人，重视刷牙出血，并能经常留意自己的牙龈状态，学会自我检查，就能及早察觉牙周疾病的“蛛丝马迹”。

口腔异味、食物嵌塞也是存在牙周疾病的征兆之一，一旦出现，也要加以重视。大多数的口腔异味均来自刷牙不正确导致的菌斑及食物残屑堆积，加之牙龈炎症出血的血腥味等混合型异味。与人聚会时，正在谈笑风生间，有人退避了；当老人抱孩子时，孩子习惯性躲开，是否为口腔异味“拒绝”了对方？凡此种种，就要注意一下自己是否患有牙周疾病！

出现咬物无力、牙齿松动、牙缝变大和牙齿变长等症状，则提示牙周疾病已经到了比较严重的程度，应尽快到正规的医疗机构进行口腔检查和牙周治疗。

上述三方面的症状，任何人都应该加以重视，并在日常生活中细加注意！我们深知，每一种疾病在早期进行治疗处理总能获得较好的效果，牙周疾病更是如此，关键在于早期发现，及时治疗。正确的做法是，即使口腔内没有任何症状，也应每半年到一年定期进行口腔和牙周检查，预防包括牙周疾病在内的口腔疾病，要做到未雨绸缪！

（作者：胡文杰）

牙龈出血是上火吗?

牙龈出血最常见原因是患有牙周疾病。这种病是由于细菌感染并破坏牙周组织形成的，它严重危害大多数成年人和一部分青少年的牙周健康。通常牙周疾病分为牙龈炎和牙周炎两种类型。

牙龈出血不是简单的上火！牙龈出血是牙周疾病最常见的症状。正常的牙龈应是粉红色，质地柔韧，一般触碰和咀嚼时不会出血。当发生牙周疾病时，菌斑和牙石堆积导致牙龈炎症和水肿，牙龈组织内的大量新生血管充血扩张，通透性增强，一旦受到刷牙或咀嚼等机械刺激时，牙龈即出血。如果患者对最初的牙龈炎症不及时治疗，疾病逐渐严重往往会发展成牙周炎，侵蚀和破坏牙周深层的支持组织。

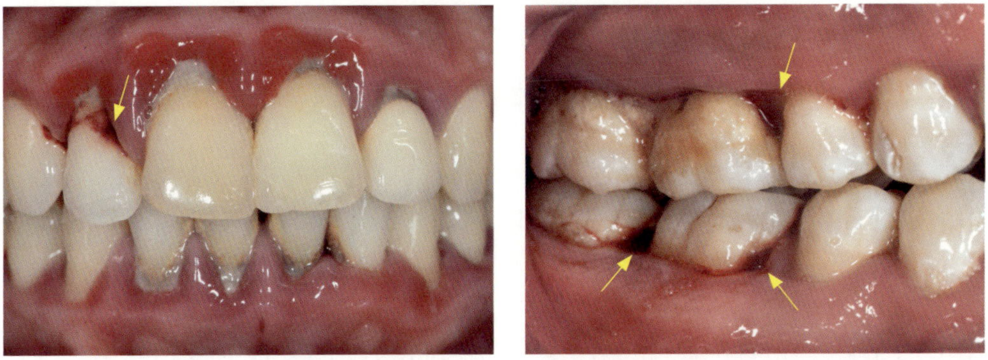

患者口腔卫生差，菌斑牙石大量堆积，牙龈红肿明显，箭头所指为牙龈出血

一般牙龈的炎症可以沿着血管进入牙槽骨，造成牙周支持组织牙槽骨的吸收；同时炎症还可以自骨髓腔侵袭转移至牙周韧带，破坏其胶原纤维。疾病发展至此，除会出现牙龈出血、口臭外，还会出现牙齿松动甚至脱落。

临床上经常有患者问：牙龈出血是否因血小板低而引起？事实上，绝大多数牙龈出血都是因牙龈炎和牙周炎而引起。只有极少数的血液病（如白血病等）可引起牙龈出血或肿胀。有些患者（甚至包括一些口腔科医生）有一种错误的观念，认为牙龈出血与维生素 C 缺乏有一定关系，其实不然。科学研究表明，牙周炎程度与血中维生素 C 的浓度之间无明显关系，牙周炎患者单纯补充维生素 C 并不能改善病情，况且患者通常都是摄取平衡饮食者，因此，对牙周炎最根本的治疗应是彻底清除牙菌斑和牙结石等牙周疾病的致病因素，同时还要做好自我口腔卫生，特别是要养成良好的刷牙习惯和正确的刷牙方式，如塞牙时，应用牙线、牙签或牙间隙刷等把食物残渣及时剔除干净。

对于牙周疾病，临床常采用洁治（俗称洗牙）的办法，清除刷牙无法去除的牙结石和厚的牙菌斑，但如牙周炎发展到一定程度，单纯的洁治就不够了，此时需要用特殊的刮治器伸到牙周袋内刮去附着在牙根面上的牙石，这称为龈下刮治和根面平整。目前牙周洁治、龈下刮治和根面平整是治疗牙周疾病最常用的方法，可以成功治疗牙龈炎和轻中度牙周炎，使牙龈红肿消退，不再出血，牙周袋变浅，有些松动牙也变得较为稳定，病变得到控制。在此基础上根据不同病情可再进行必要的牙周手术等。

极少数非牙周疾病引起的牙龈出血患者，应进行彻底的全身检查，明确病因，通过针对性的病因治疗消除牙龈出血的症状。

（作者：胡文杰　图片提供：李丽曼　王安琪）

牙周袋是什么？医生说我有牙周袋是什么意思？

健康状态下，粉红色的牙龈薄而坚韧，紧贴于牙颈部（俗称“牙脖子”），但其实二者并不是完全紧密贴合的。最接近边缘部分的牙龈与牙齿表面相互分离，有一个浅浅的沟，这就是龈沟。它是外界微生物入侵牙周组织的“前沿阵地”。

那什么是牙周袋呢？

一般来说，健康、没有炎症的牙龈，龈沟深度不会超过 3 mm。在龈沟的根方，牙龈组织附着在根面上形成保护屏障。但当牙龈出现炎症时，牙龈与牙根之间的附着结构被破坏，牙槽骨吸收，从而导致牙龈从牙根面上“剥脱”，导致龈沟的深度可能会超过 3 mm，达到 4 ～ 5 mm，甚至更深，形成了牙周袋。

由于牙周袋与牙周炎病情的紧密联系，牙周袋深度的测量是临床牙周专业检查的基本步骤，通过探查牙周袋的有无，可以及时了解牙周疾病状态和破坏程度。临床上，口腔医生会通过牙周探诊来了解每颗牙的牙周状况——医生使用带有刻度的牙周探针，将探针圆钝的头端轻柔探入，获知牙周袋的有无及深度。探诊过程中，可能会有轻微的疼痛，一般来说是患者可以耐受的。探诊深度≥ 4 mm 的位置，超过了健康牙龈的龈沟深度，并且牙龈和根面有“剥脱”，就是医生口中的牙周袋，提示这些位置往往需要进一步的牙周治疗。而通过系统的牙周治疗、养成良好的口腔卫生习惯，牙龈炎症方可得以控制，多数牙周袋可以恢复到 3 mm 以内的健康状态，牙龈和牙根面重新“贴附”。因此，通过牙周探诊检查，可以评价牙周的健康状态，并与既往检查结果加以对比，帮助制订相应的牙周诊疗计划。由此可见，牙周探诊检查是牙周医生诊疗过程中不可或缺的步骤。

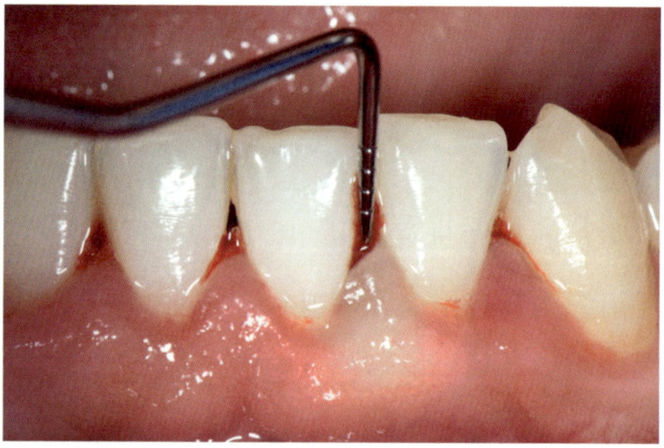

牙周探诊检查牙周袋深度

（作者：韦宁　胡文杰）

牙龈红肿、流脓是牙周炎的症状吗？

健康的牙龈是粉红色、形态菲薄，如扇贝状紧贴于牙齿表面。当出现牙周炎时，往往会出现牙龈发红、肿胀，变得脆弱易出血，甚至还会伴有流脓，这些都是牙周炎症的典型症状。

当牙龈出现炎症时，血管充血、增生，伴有炎症细胞的浸润、结缔组织的少量破坏和组织水肿，这就是牙龈红肿。同时龈沟加深，形成牙周袋。可以说，牙龈红肿意味着局部炎症的存在和持续进展，需要进行牙周治疗。

随着牙周组织的破坏加重，牙周袋进一步加深，深部出现引流不畅。局部组织液化、坏死形成脓液，发生流脓。有时牙龈还会局部膨隆，出现牙周脓肿，甚至出现牙齿的松动，患者会感到牙齿有“浮出”感，局部胀或扪疼。个别患者有时还会伴有全身症状，如低热、乏力等。

当然，牙髓来源的根尖炎症和智齿冠周炎也会出现牙龈红肿和流脓，但症状要更为剧烈，临床上需要加以鉴别。

总之，牙龈红肿、流脓都属于牙周炎的典型症状，同时可伴有牙齿松动、局部牙龈的不适感。一旦出现这些症状，需要进行及时的对症处理，通过牙周治疗控制炎症，避免进一步的牙槽骨吸收、牙齿松动脱落。

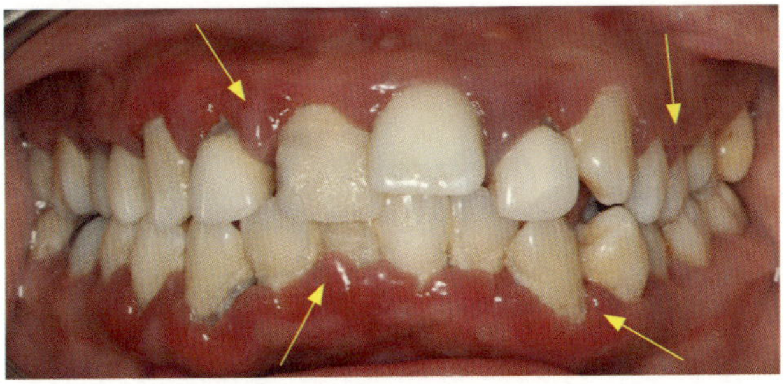

典型的牙龈红肿处（箭头示意处）

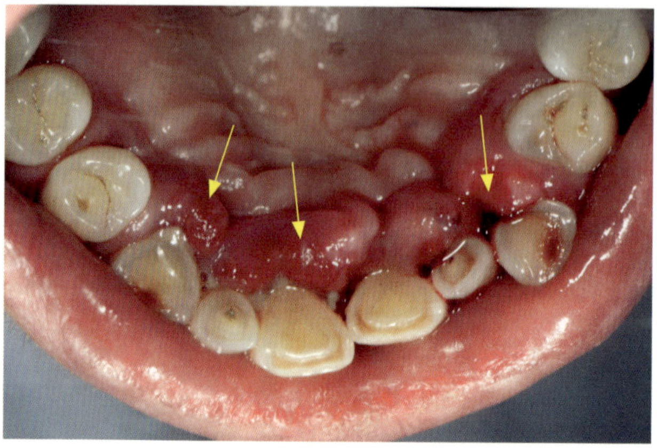

上牙舌侧多发性牙周脓肿（箭头示意处）

（作者：韦宁　胡文杰　部分图片提供：冯向辉）

吃东西经常塞牙是怎么回事?

有些人吃饭时，牙缝常塞进食物，以致感到极不舒服，这种现象叫作食物嵌塞，俗称“塞牙”。塞牙在生活中极为普遍，尤其是中老年人更易塞牙，在品尝美味时塞牙，简直就是“受罪”！那么引起塞牙的原因有哪些呢?

塞牙与牙齿之间接触不好有很大关系。正常情况下两牙邻接呈球面接触，形成紧密的接触点，不要说食物嵌塞不进去，就是连一根丝线也不易通过。可是在牙周疾病患者的口腔里，情况就不太一样了，牙周疾病常造成牙齿松动移位，使得牙齿接触点变松，食物残屑更容易进入牙间隙。有些患者尽管牙齿接触尚好，松动也不明显，但因牙床退缩，牙缝相应增大，使得食物残屑“有机可乘”。

牙齿脱落或拔除后如不及时修复，两旁的邻牙就会向缺牙间隙倾斜移位，使牙齿的排列和咀嚼关系发生改变从而造成塞牙。因此，缺牙后及时镶牙非常重要。但如果假牙镶得不好，如不严密、不合理，食物残屑也会“堂而皇之”地进入假牙和真牙之间的缝隙中。

年轻人塞牙的常见原因大多是牙齿邻接面发生龋洞（俗称“虫牙”），或者补牙留下缝隙，食物一旦进入就不容易清理，造成塞牙。同时不可忽视的一点是，牙齿拥挤、扭转不齐的人塞牙机会会更多，原因一样在于牙齿接触不好。

那么如果牙齿接触很好是否就不会塞牙了呢？也不是，塞牙还有另一个较为常见的原因，有些人如果睡觉磨牙或者平常上下牙齿咬合紧，常使得牙齿过度磨损或磨损不均匀。正常牙齿咀嚼东西时，好像石磨研磨东西一样，锋利的牙尖将食物研磨成碎片，随即从牙面沟隙里自然挤出而不塞牙。如果牙面过度磨损形成“平板”，上下牙齿咀嚼时食物碎片“无处可挤”，只好挤入牙缝之中。加之有些牙齿磨损不均匀、牙尖锐，从而成为一种天然的“楔子”，正好在上下牙咬合时把食物楔入牙间隙，导致食物嵌塞。这种情况的塞牙就需要通过医生的帮助，仔细检查明确原因后调磨解决。

说到这里我们已经知道食物嵌塞的原因多种多样。塞牙不但会使人感到极不舒服，而且还会感到牙齿受挤压和持续性胀痛。如果长此以往而不能及时去除，往往使口腔细菌繁殖生长引起龋病和牙周疾病，甚至牙齿破坏出现龋洞，牙龈乳头萎缩，牙根暴露。另外，食物发酵常散发出难闻的气味，影响日常社会交往。塞牙虽是小事，危害可是不小！

发生塞牙有没有办法解决呢？有。一是到正规的医疗机构检查治疗，根据引起的原因分别进行接触点恢复，如修补龋齿、安装假牙、调磨牙齿等。二是邻间清洁，通过牙签或牙间隙刷进行自我保健。在后续章节将会有详细介绍。

（作者：胡文杰）

口臭是怎么回事？是牙周炎引起的吗？

您是否自觉口内有异味而不敢张大嘴巴讲话？是否在靠近旁人时让人“退避三舍”？有没有过被人递口香糖的尴尬经历？如果有，那么您可能惹上了“交际杀手”——口臭。有人说，人与人之间最亲密的距离是 15 cm，那么口臭，可能会让这个距离变成 150 cm。

口臭，专业名词为呼气异味，是指口腔中呼出的令人不愉快的气味。随着人们社会交往增多，口臭已成为公众关注的问题和口腔科就诊患者的困扰。北京大学口腔医院牙周科一项统计表明，2011 年初诊患者中以口臭为主诉者占 16.8%，仅次于牙龈出血。流行病学资料显示口臭的患病率甚至最高达 49%，可见口臭着实影响着人们的身心健康和社交活动！

那么怎样确定自己是不是真的有口臭呢？我们可以根据口臭的分类“对号入座”。一是真性口臭，即医生检查之后口腔中确实存在腐臭味；二是假性口臭，即您自己觉得有口臭，但医生检查正常；三是口臭恐惧症，即真性口臭患者经过治疗已消除了口臭，或假性口臭患者接受了针对性指导虽已被明确告知无口臭，但仍认为自己有口臭。后两种类型的患者多存在心理问题，需要心理医生的配合治疗。

患有真性口臭的患者中，70% ～ 90% 的病因是口腔来源的，如牙周疾病、舌苔、口干、食物嵌塞、龋齿等；仅少数来源于口腔外，如耳鼻喉疾病、气管和肺部疾病、食管和胃肠道疾病等。可以说，口臭的主要来源是口腔问题，目前一致公认牙周疾病和舌苔是口臭的主要原因。在大部分口臭患者中，牙周疾病为始作俑者，而牙周健康者出现口臭，则可能主要来源于舌苔。口臭患者的口腔微生物种类和数量都超过无口臭者，其中许多是牙周致病菌。牙周袋作为口臭最大的“气味发生器”之一，其内的细菌和牙龈出血均可产生异味，这种臭味的主要成分为挥发性硫化物，其中硫化氢、甲基硫醇约占 90%。国内外研究均显示牙龈出血、牙石及牙周袋的深度均与口臭有明显关系。

因此，牙周疾病可以说是造成口臭的最常见原因。如果您确实存在口臭，不妨到正规的医疗机构进行专业的牙周检查，积极配合口腔医生进行牙周治疗，从而创造一个健康的牙周和口腔环境，减少口臭，拥有清新口气！

（作者：李丽曼　胡文杰）

为什么牙缝越来越大？

牙缝变大是牙周疾病患者就诊时一种常见的主诉，一般容易出现在中重度牙周炎患者中。通常，牙缝是指牙龈萎缩后，牙齿与牙齿邻接点下牙龈的充填不足形成的像一个黑色三角的间隙，或牙齿移位失去接触出现窄而长的间隙。牙缝变大会影响美观，并且牙缝间容易有食物嵌塞，增加日常口腔清洁的难度，诱发或加重龋病或牙周疾病，也常会伴有不同程度的牙齿敏感，影响生活质量。牙缝变大的原因有多种，最常见的是牙周炎，还存在其他原因如掉牙之后相邻牙移位、牙齿龋坏未及时治疗修复、牙齿咬合力所致创伤、先天牙缝大等。以下是导致牙缝变大的几种主要因素。

牙周炎

患有牙周炎时，牙龈有炎症和肿胀，菌斑和牙结石的长期刺激，使牙龈从根面“剥脱”开来。牙周炎导致牙槽骨吸收，犹如房子的地基塌陷，牙齿变长，牙根暴露，牙龈随之萎缩，使得牙缝变大。为了治疗牙周炎，患者接受牙周洁治和刮治去除菌斑和牙结石后，炎症得到控制，肿胀消退，本已经破坏的状态显露出来，即牙龈退缩，牙根暴露，自然出现了牙缝。

继发性牙合创伤

牙周炎导致牙槽骨吸收，牙周支持组织发生破坏，原本可以耐受的正常强度咬合力，对于牙周炎患牙来说，可能已经超负荷。长期超负荷的咬合力会导致牙周组织进一步破坏，牙槽骨吸收，最终导致牙齿的松动、移位。此外，两个牙的接触区、牙齿形态、牙列完整性发生异常时，可对牙周组织产生异常的咬合力导致牙齿移位，这种牙齿的移位可使牙缝逐渐变大。

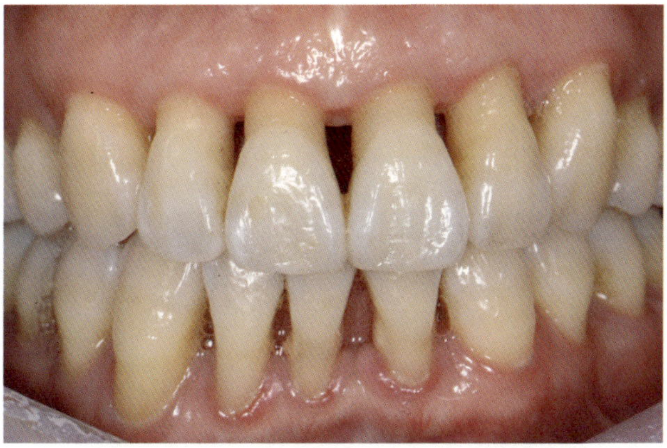

牙周组织丧失导致牙缝变大，形成“黑三角”

牙齿缺失后邻牙倾斜

缺失牙之后未及时镶牙，会使相邻的牙齿慢慢向缺失的方向移动。就好比一排整齐的木板，相互支撑，若从中间抽取一块，抽掉木板邻近的两块木板失去了依靠，慢慢向缺隙处倾斜。当然，这个变化是比较缓慢的，但随着时间的推移，您会觉得，缺失牙两侧的牙齿发生了倾斜，倾斜的牙齿与其相邻牙出现了缝隙。因此，牙齿缺失之后要及时镶牙，避免出现邻牙间的牙缝。

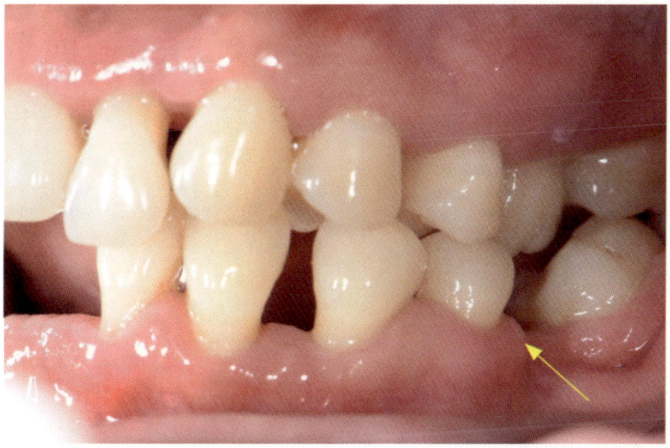

牙齿缺失后邻牙倾斜（箭头所指为缺失牙邻牙向缺失侧移位）

龋齿未充填

牙齿相邻的部位出现龋坏，牙齿因为被腐蚀出现“洞”而使“牙缝”变大。这种情况要及时清理龋坏部位，充填修复牙体缺损。也就是通过“补牙”来解决这种“牙缝”。

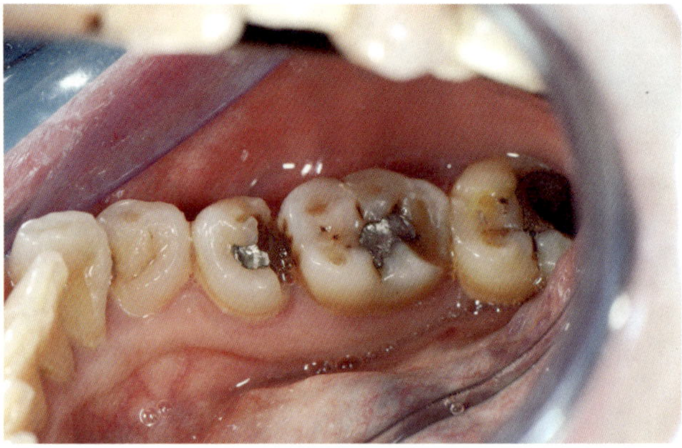

未充填的牙体缺损使牙缝变大

综上，牙缝变大的原因有多种，牙周炎所导致的牙槽骨吸收、牙龈退缩、暴露牙根及牙齿松动移位失去接触为最常见病因。牙缝一旦出现很难消除，只能通过牙周手术或者正畸、修复等方法尽量弥补。因此，在做好日常口腔卫生维护的基础上，我们应定期到正规医疗机构进行牙周检查，做到早预防、早发现、早治疗，从而避免或延缓牙缝的出现。

（作者：李丽曼　杨刚　胡文杰）

牙龈萎缩是什么原因？牙龈萎缩了还能长回来吗？

牙龈萎缩（退缩）是牙周炎症的一类常见伴发病变。患者常会因为牙龈萎缩导致美观问题（“黑三角”）、食物嵌塞、牙根敏感等症状而就诊。究竟是什么原因造成了牙龈萎缩呢?

我们可以将导致牙龈萎缩的原因简单分为两类：最常见的就是牙周炎导致的牙龈萎缩，此外，刷牙不当、一些医源性因素（如不合适的牙冠边缘刺激、牙齿矫正后等）也可能造成牙龈萎缩，我们将其归于后天因素这一类。而另一类是先天因素，是我们不能控制的，如牙齿排列过凸、牙龈过薄、系带附着位置过于接近龈缘等造成的牙龈退缩。

牙龈萎缩一般不会主动长回来，对于牙龈萎缩的处理分为以下几种情况。

首先，如果是均匀、少量的牙龈萎缩，没有任何不适症状，也没有影响到美观要求时，一般是不需要处理的。

其次，控制牙龈退缩进一步加重是治疗的首要目的。我们需要做的是先找到病因并对“因”治疗，可以通过改变刷牙方法、使用软毛牙刷正确刷牙、积极治疗牙周炎等方法阻止牙龈进一步退缩。

最后，针对发生在个别或少数牙齿外侧面中央处的牙龈萎缩，在病因解除后，可以通过牙周膜龈手术得以改善。这种手术通常是从上腭部取一块“牙肉”移植到牙龈萎缩的部位，覆盖在暴露的牙根面上，让牙龈“长”

回来，临床上称为“上皮下结缔组织移植术 + 冠向复位”。手术后，上腭部的缺损处能够自行愈合恢复如初，而牙龈萎缩恢复的效果，牙周医生会在术前做科学客观的评估。

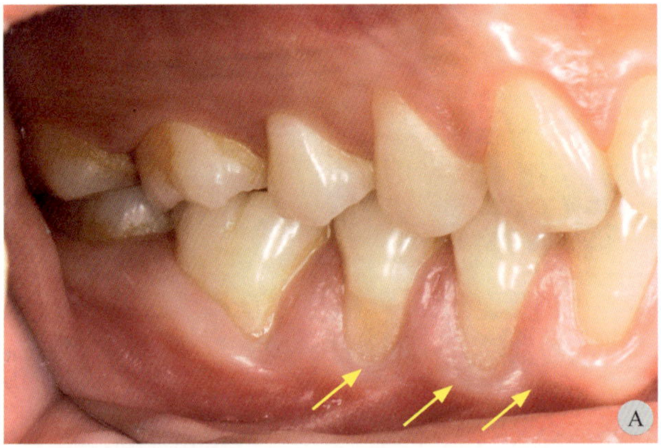

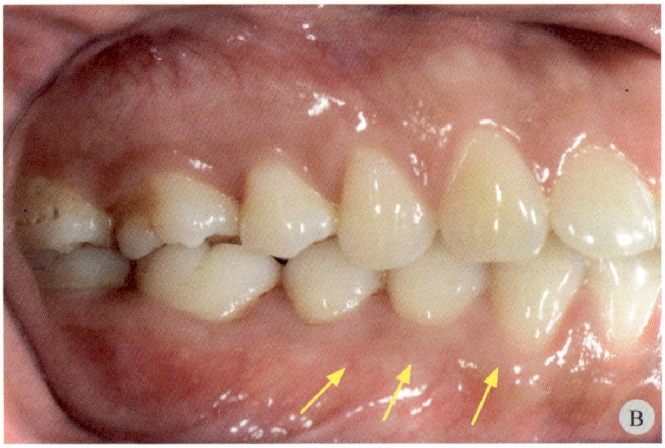

A. 牙龈退缩治疗前（箭头所指为牙龈退缩、根面暴露部位）；
B. 根面覆盖手术 1 年后（箭头所指为牙龈覆盖部位）。
牙龈退缩治疗前后

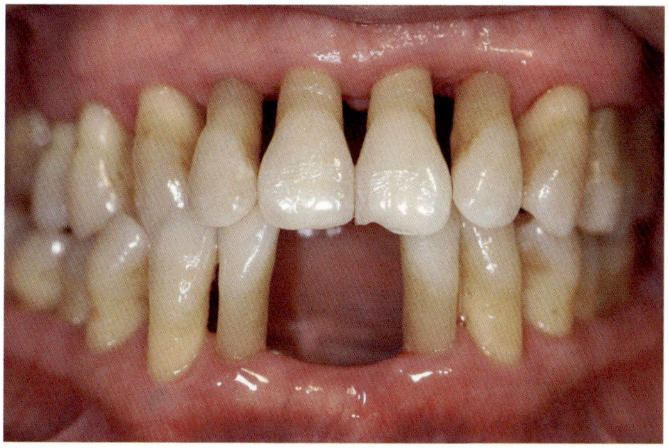

广泛的邻面牙龈退缩无法通过手术恢复正常的牙龈高度

（作者：曹洁　胡文杰　部分图片提供：冯向辉）

我的门牙怎么越来越往外突出了呢?

微笑是人类美丽、神奇和富有魅力的表情。微笑时露出整齐而洁白的牙齿，一直是现代人们尤其是女性朋友们追求的一种美和时尚。然而，很多人会“猛然”发觉自己原来整整齐齐的牙齿，尤其是门牙，越来越往外突出。那么，原本整齐的门牙为什么变得越来越往外突出呢?

简单地说，门牙变得外突，主要是因为牙周炎导致牙齿的“地基”坍塌，牙齿发生了移位。

健康牙齿的牙根牢固地埋在牙槽骨里面，就如同一棵牢牢埋在土壤里的树，它的位置变化是极其微量的，属于生理性的动度，一般不会被人们所察觉。牙周炎发展到晚期时，重度牙周炎会引起牙龈的反复红肿、牙缝逐渐增大，炎症反应会吸收破坏牙齿周围最宝贵的“土壤”——包绕牙根的牙槽骨，导致牙齿逐渐变得不稳固。牙齿，尤其以门牙最为显著，由于没有足够的“支撑”而发生松动、移位，变长、变突。此时，一般没有明显的牙齿疼痛和不适，又因这种变化发展缓慢，人们常忽略而造成病情延误。通常，人们因发现门牙不齐，微笑时不美观才来就医。严重者则感觉吃东西牙齿使不上劲，牙齿“软绵绵”的，之前能嚼得动的食物都咬不烂了。此时要想阻止牙齿继续恶化，难度就比较大了。一方面，需要立即

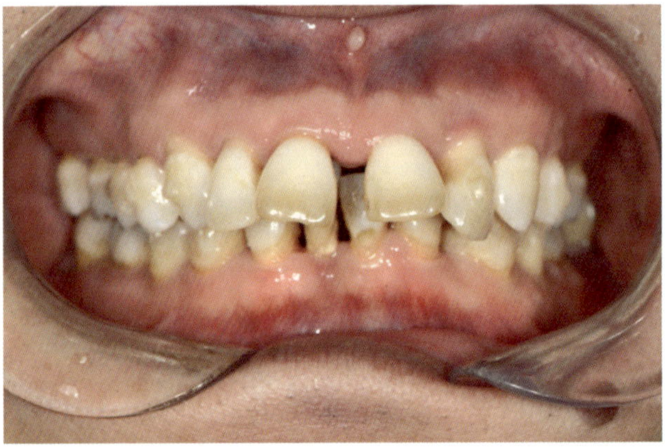

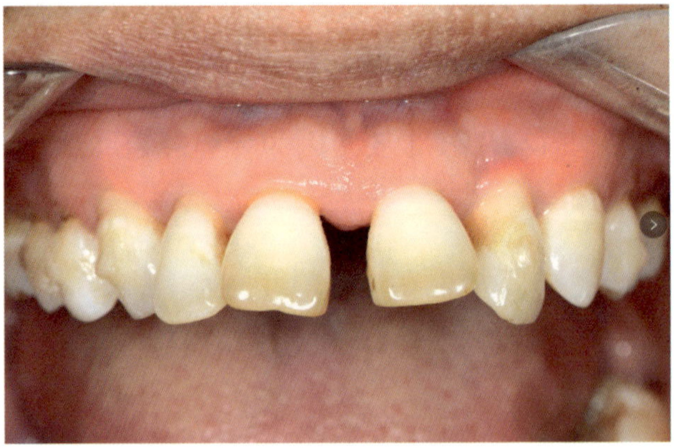

外突移位的前牙

全面控制牙周炎，防止牙槽骨进一步吸收减少；另一方面，需要“量力而行”的使用门牙，避免嗑瓜子、啃苹果。一旦牙周疾病不加控制继续进展，牙齿周围的牙槽骨所剩无几，牙齿逐渐松动甚至都可以在嘴里“跳舞”了，那只能面临被拔掉的命运了。

总之，牙齿变突是重度牙周病牙齿移位的体现。因此，不能等到此时再“亡羊补牢”，而应该“未雨绸缪”，积极做好口腔卫生、定期进行牙周检查及治疗。针对已经突出的牙齿，在控制炎症后，一部分人还可以通过矫正使牙齿回到原来的位置。为了健康和美，让我们提高警惕，共同重视牙周健康，始终展现灿烂笑容。

（作者：高丽　胡文杰）

牙齿嚼不动硬东西是什么原因?

咀嚼是牙齿十分重要的功能，如果丧失了这一功能，会极大影响营养物质的吸收，使患者生活质量明显下降。而在生活中有相当一部分人受到了牙齿嚼不动硬东西的困扰。要了解产生这个问题的原因，我们需要知道健康状况下牙齿为什么可以坚固地固定在口腔里。

牙齿可以分为暴露在口腔里的牙冠还有埋在里面不暴露的牙根，咀嚼食物时牙冠与食物直接接触，将食物切割、磨碎，这一过程要想顺利完成有两个重要的条件：牙根能够提供足够的支持力量和上下牙冠能够与食物有接触和研磨。牙齿嚼不动硬东西，就是在这两个环节出了问题。

导致牙根支持力量不足的最常见原因，是患了牙周炎。牙根依赖周围的组织（牙周组织）固定，当发生牙周炎时，牙根周围的牙周组织（其中最重要的是牙槽骨）受到破坏，这就好比大树的树根周围水土流失，当这种破坏累积到一定程度时，就会影响牙齿整体的稳定性，牙齿松了，就无法正常完成咀嚼功能。

牙冠也对咀嚼有重要的意义。上下牙冠有一定的尖窝结构，咀嚼时，与食物充分的接触并通过研磨运动粉碎食物。当牙冠的合理结构受到破坏，例如，龋（虫）牙、折断劈裂或重度磨耗，咀嚼时牙冠不能有效地把食物切割磨碎，同样会造成嚼不动硬东西的后果。

除此之外，还有其他一些疾病（如根尖周炎、牙根折裂等）同样也会造成咬物困难。

当发现牙齿咀嚼功能受损时，应及时就医进行检查，明确病因后进行治疗。

（作者：钟金晟）

人老了就一定会掉牙吗？

人的衰老是随着时间的流逝而出现的生物、社会与心理过程发展变化的结果，是无法抗拒的。但是，由疾病引起或加快的那些衰老性变化，却是可以避免的。

人到了老年，牙齿与其他口腔组织就会出现许多增龄性的改变。例如，口腔感觉迟钝，进食缓慢，牙龈有一些增龄性自然萎缩，牙缝有些增宽，牙齿也因为常年咀嚼出现一定程度磨耗，唾液分泌减少、出现口干现象等。客观上，老年人罹患牙周疾病和龋齿的概率相对比较高。但并不是说，人老了牙齿就一定要变坏和脱落。“人老一定会掉牙”是错误的观点！

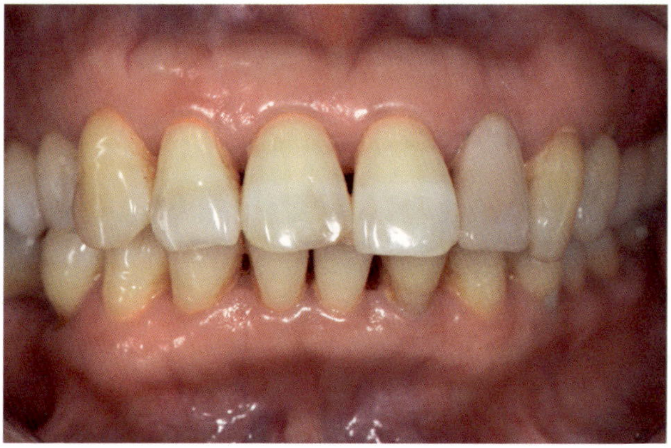

70 岁女性定期牙周维护保持全口牙列完整

2015 年，有欧美杂志发表研究文章分析指出，在拔牙原因中，牙周疾病导致的拔牙约占 70%，可见牙周疾病是导致牙齿丧失的主要原因。我国是牙周疾病患病大国，毫无疑问，我国老年人拔牙原因中，牙周疾病的“贡献”应该不低！另外，由于老年人存在一定程度的牙龈退缩和牙缝变大，龋齿发生率增高，也增加了牙齿丧失的机会。

牙周疾病最严重的危害就是导致牙齿丧失！我们知道，牙周疾病作为细菌感染性疾病，通过牙菌斑引发牙龈组织炎症，引起牙龈出血，如未控制，炎症逐步向支持牙齿稳定的牙周深层组织扩散，侵蚀和破坏牙槽骨和牙周膜，长此以往，牙齿健康和稳定的牙周组织被破坏了，“地基”塌陷了，牙齿摇摇欲坠，最后无法发挥正常功能甚至自动脱落。慢性牙周炎作为成人最常见的牙周疾病，一般在30岁左右高发，经历十余年乃至几十年的缓慢进展过程，而且是在没有及时干预治疗的情况下才会导致牙齿丧失，这个疾病发展过程并非短时间之内完成。因此，了解了牙周疾病的自然发展过程，做到及时干预治疗、控制疾病进展、阻断牙周疾病导致牙齿丧失的自然进程，就可以不掉牙、少掉牙、推迟掉牙。

那应该如何防止牙周疾病导致牙齿丧失呢?

首先，我们要做好口腔卫生，正确刷牙，用好牙线、牙签或牙缝刷，尤其是老年人，针对食物嵌塞，应采取多种方式保持好牙齿邻面的清洁。

其次，定期的牙周和口腔检查，及时治疗十分必要，老年人更需如此，由于年龄原因，其个人口腔卫生措施的能力相对较弱，因此，需要口腔医生定期检查牙周状况，及时清除牙面上滞留的菌斑和牙石、控制炎症，阻止疾病进展。

最后，由于增龄性变化导致的牙龈退缩和牙缝变大，老年人易得牙颈部龋齿，需减少食用甜和黏性食品，并注意餐后漱口，定期检查龋齿情况，早发现、早治疗。

总之，只要从小保持口腔卫生、预防为上、终身定期牙周维护，保持牙周健康，就可以人老不掉牙！到了老年，要根据老年人的口腔变化特点与疾病状况，格外注意自我保健意识与方法，持续保持口腔健康与全身健康。

（作者：胡文杰）

牙周疾病与全身健康的关系

糖尿病患者为什么会得牙周炎?

如果说眼睛是心灵的窗户，那么口腔便是喜怒哀乐表情的调节者。殊不知在医生的眼里，多功能的口腔还是全身疾病的“表现舞台”。许多疾病通常会或多或少反映在口腔局部的某些疾病或症状之中，糖尿病也不例外。这种由于胰脏分泌胰岛素不足，从而引起糖代谢障碍的疾病，主要表现为血糖升高，并出现多饮、多食、多尿的三多症状。人们一旦得了这种病，常导致全身多种器官的营养不良性病变。口腔既然作为全身的“表现舞台”，糖尿病必然要有所“表现”。从糖尿病患者发生、发展和相应口腔罹患牙周疾病的情况看来，糖尿病确实在施展它的影响!

我们知道牙周疾病作为牙周组织的疾病，菌斑和牙石是主要的致病因素，但患者全身抵抗力和牙周局部抵抗力低下也起着相当的作用。糖尿病患者唾液中糖分的增加有利于细菌的生长，加之钙含量增加形成牙石，从而增加对牙周组织的局部刺激。

糖尿病患者血糖升高和微血管的形态和功能改变，造成牙周组织局部供氧不足，组织结构变性，临床常使牙龈呈深红色，肿胀，易出血或剥脱，容易发生牙周胀肿，而且反复发作不易愈合。近来一些报道表明糖尿病患者的免疫功能降低，全身抗感染的能力下降，反映在牙周疾病的发展上，可以表现为炎症和破坏迅速，对治疗效果不利。

毫无疑问，糖尿病患者易患牙周疾病，并且患牙周炎后症状和程度较重，常伴发牙周肿胀溢脓。基于这种特点，牙周科医生治疗糖尿病患者的牙周炎时，首先，要求患者控制糖尿病及其血糖浓度，以便牙周疾病治疗过程安全、治疗效果有保证；其次，针对一些血糖偏高的患者开始进行深刮和根面平整等治疗措施前，还会要求患者使用抗生素，以防因感染加重而影响疗效；最后，糖尿病患者日常更应做好自己的口腔卫生保健，认真刷牙，并且还要注意牙周组织的变化，及时定期进行口腔检查和治疗，避免因糖尿病而让牙周炎的发展“顺势而为”。

如果您或您周围的人得了糖尿病，在知道其与牙周疾病的关系后，一定要提高警惕，积极控制好菌斑及牙石，避免糖尿病和牙周疾病的“相得益彰”！

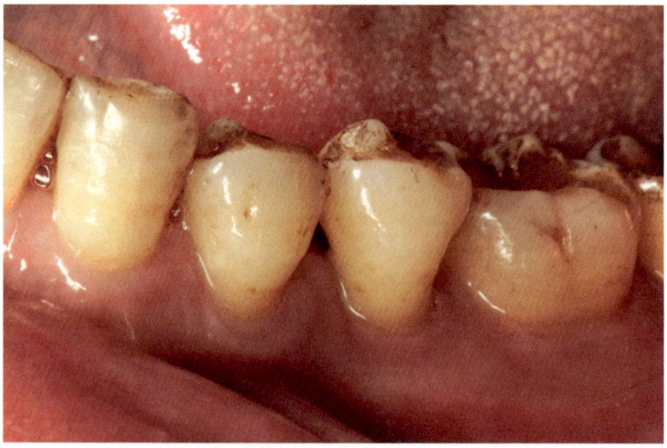

糖尿病患者牙周袋流脓，炎症不易控制

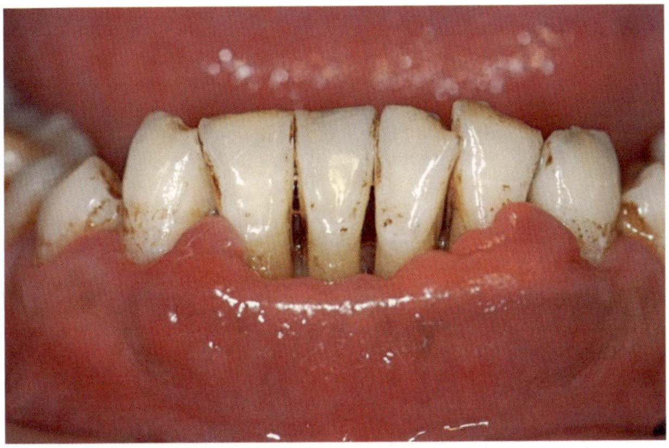

糖尿病患者暗红色牙龈

（作者：胡文杰）

牙周炎真的会导致心血管疾病吗?

心血管疾病作为造成我国成年人死亡的元凶之一，可谓人尽皆知。牙周疾病可以导致牙周支持组织破坏，是我国成年人牙齿丧失的主要原因。两种疾病比较，似乎牙周疾病的危害没有心血管疾病那么大，仅仅是影响牙齿。但是牙周疾病真的“只是”影响牙齿吗？非也！牙周疾病和心血管疾病密切相关，且看下文。

所谓“没有调查就没有发言权”，为知道两种疾病的关系，Beck 等进行了多项调查研究，研究者的多项调查结果显示，牙周疾病是心血管疾病的重要危险因素，甚至可能是独立危险因素。通俗地说，就是牙周疾病患者更容易患心血管疾病。Hung 的研究提示，有过牙周疾病导致失牙的人群患心血管疾病的风险升高近一倍。

心血管疾病的祸根在于动脉粥样硬化，即动脉血管内壁形成斑块。斑块会造成血管狭窄，供血不足。斑块如果破裂，更会造成血栓，酿成恶果。起初人们认为，牙周疾病不论如何严重，仅仅局限在口腔里，似乎与动脉粥样硬化无关。但事实是，1999 年 Chiu 等研究者首次在动脉粥样硬化的斑块中检测到了引起牙周疾病的细菌，之后又得到多项研究证实。也就是说，引起牙周疾病的细菌，在动脉粥样硬化的形成过程中也发挥了作用。

牙齿和大血管在位置上并不相邻，这一切又是如何发生的呢？血液流经人体各部位，牙周疾病的致病菌可以通过牙周组织的溃疡面（牙周袋内壁）进入血液，并经血液循环播散到动脉粥样硬化的部位，从而造成危害。牙周组织会有溃疡面吗？Page 等的研究表明，一个中重度牙周炎患者牙周组织溃疡面积总和约相当于成年人一只手掌大小。通过这么大的溃疡面，大量的牙周致病菌进入血液畅通无阻。同时，还有大量的研究者在实验动物的身上进行了模拟和深入细致的研究，结果都证明牙周疾病与动脉粥样硬化关系非常密切。另一方面，有些学者进一步发现，对牙周疾病患者进行牙周治疗，能够降低动脉粥样硬化出现的风险，从而降低心血管疾病的发生概率，这些研究从另一方面证明了牙周疾病对动脉粥样硬化的“贡献”。

既然我们已经知道，牙周疾病和心血管疾病关系如此密切，那一旦患有牙周疾病，当然要尽快治疗。这样不仅能够保住牙齿，还能够降低患心血管疾病的风险，一箭双雕，何乐而不为呢？

（作者：刘凯宁　胡文杰）

为什么怀孕前要做牙周检查和治疗？

30 岁的王女士刚刚怀孕 3 个月，每次吃东西牙龈就流血，刷牙出血也很多，导致她吃东西都没胃口，更不敢刷牙了。进行口腔检查后，医生告知她这是妊娠期牙龈炎，需要牙周治疗，并且告诉她，要是怀孕前进行了牙周检查及治疗，就可以预防这种疾病发生。

我们都知道怀孕前要做各项身体检查，可是各位准妈妈们经常会忽视口腔检查。恰恰是这些被忽略的口腔健康问题，经常在怀孕期间发病，甚至对腹中的胎儿造成影响。下面就说说为什么怀孕前牙周检查及治疗必不可少。

如果孕前有牙龈炎或牙周炎未经治疗，妊娠期间会出现牙龈炎发展为牙周炎或牙周炎继续加重的情况。由于牙周炎症状不明显，初期往往人们都不在意。而妊娠期女性激素水平升高，导致牙龈血管扩张，因此原有的牙龈炎症会加重。另外，许多人因出血不敢正常刷牙，导致菌斑和软垢堆积使牙龈炎进一步加重，牙龈出血增多，红肿加重，甚至出现牙龈增生，形成一个局部的牙龈肿物（妊娠期龈瘤）。出血多和肿物较大会影响孕妇的进食，造成生活不便和心理紧张。

孕妇未控制的牙周炎可能会引起早产（孕期＜37 周）和低体重新生儿（＜2500 克）。牙周炎不仅是一个局部感染，致病菌及其产生的有害物质会通过血液进入胎儿胎盘，引起胎膜的慢性炎症，增加早产风险。1996 年 Offenbacher 等人研究发现，患有中重度牙周炎的孕妇，生育早产低体重婴儿的概率是未获牙周炎孕妇的 7.5 倍。

通过孕前口腔检查，还能及时发现其他牙齿问题，如龋齿、阻生智齿、残根残冠等，这些隐患如果没有及早治疗，都有可能在孕期出现疼痛，影响孕妇和胎儿健康。

因此，我们建议妇女在备孕期要到正规的医疗机构进行牙周检查，并及时治疗，孕期注意口腔卫生，保证牙周健康，降低出现早产和低体重儿的风险。

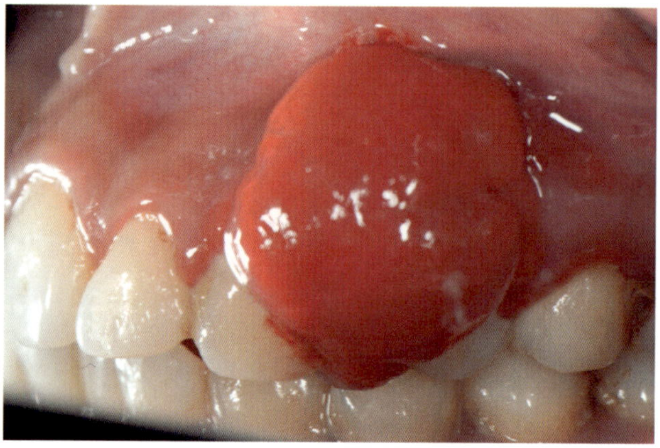

妊娠期龈瘤

（作者：杨刚　胡文杰）

吸烟对牙周健康有影响吗？

大家都知道吸烟有害全身健康，可是大家是否知道吸烟也会危害牙周健康呢？其实，吸烟不但是人类许多疾病的危险因素，更是牙周炎发生发展的重要危险因素之一。

第一，吸烟者口腔卫生一般较差，牙面菌斑色素沉积多，牙石形成增加。满口“黑牙”不仅影响视觉体验，还会带来难闻的口气，影响社交。糟糕的口腔环境会导致牙周炎的发生和加速发展。

第二，烟草中的许多有害成分能降低人体的免疫力。吸烟能抑制人体免疫细胞的防御功能，同时尼古丁等有害成分能刺激牙龈血管收缩，导致局部供血变差。烟草中的有害物质吸进口腔后，会存在于牙龈与牙齿之间的牙龈沟内，利于某些致病菌的生长。所以，吸烟会加重牙周病变的破坏程度。吸烟的危险程度与吸烟的量成正比，吸烟越多，吸烟时间越长，牙周炎的破坏程度越严重。美国的一项大样本的流行病学调查表明，吸烟者罹患牙周炎的概率是非吸烟者的 4 倍，并且吸烟越多，患牙周炎的概率越高。波士顿塔夫茨大学研究调查了吸烟与牙齿丧失之间的关系，结果表明吸烟者失去牙齿的概率是非吸烟者的 2 倍，并且伴随着戒烟，牙齿丧失的风险也随之降低。

第三，吸烟会削弱牙周组织的康复能力，影响牙周炎的治疗效果。吸烟会抑制牙龈细胞与牙齿的结合，影响伤口愈合。吸烟还会抑制牙槽骨的修复，导致骨质疏松症和牙槽骨吸收。很多研究表明，吸烟者牙周治疗的疗效较非吸烟者差。同时，吸烟也会影响种植牙的成功率。有学者观察到 86% ～ 90% 的顽固性牙周炎患者是吸烟者。

吸烟对人来说，除了过嘴瘾之外，真是有百害而无一利的行为。而且需要指出的是，戒烟对于控制牙周疾病的进展和治疗牙周炎是有帮助的，戒烟也是治疗的一部分。及早戒烟和接受治疗会使牙周疾病得到控制，不再恶化。为了身体和口腔健康，请及早下定决心戒烟吧！

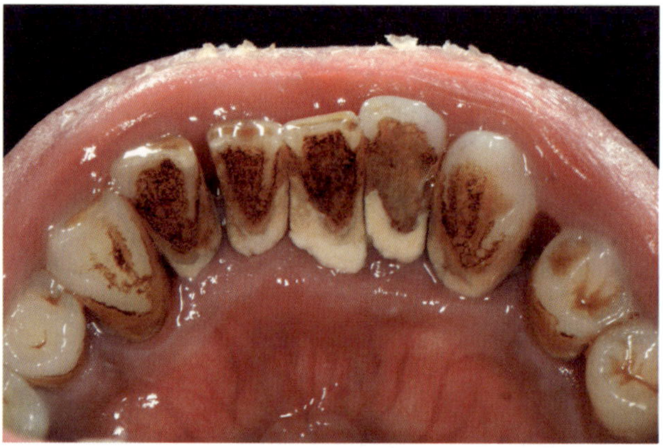

吸烟者的牙面上大量菌斑、牙石、烟斑堆积

（作者：杨刚）

牙周炎患者容易得阿尔茨海默病，是真的吗？

阿尔茨海默病，俗称老年痴呆，是最常见的痴呆症。目前导致该病的病因还不是很清楚，所以治疗手段也乏善可陈。近年来，阿尔茨海默病的感染致病理论一直是医学界研究的热点。

一项发表于《科学》子刊上的研究引起了人们的广泛关注，该研究发现在阿尔茨海默病患者的大脑中，存在着大量引起牙周炎的主要致病菌——牙龈卟啉单胞菌及其分泌的毒素。该研究一经发表，立刻在社交媒体上“刷屏”。牙周炎这种口腔常见疾病，再次成为人们关注的焦点！

那么牙周炎患者真容易得阿尔茨海默病吗?

我们知道，牙周炎是最常见的慢性感染性疾病之一。导致牙周炎的致病因子——牙菌斑是包含多种细菌的群体，其中最常见的就是牙龈卟啉单胞菌。该细菌能够分泌牙龈蛋白酶，从而破坏牙周组织。

《科学》子刊上的这个研究，通过3个实验来研究牙龈卟啉单胞菌与阿尔茨海默病的关系。他们在因患阿尔茨海默病去世的患者大脑中检测到了牙龈卟啉单胞菌的存在。这说明牙周炎致病菌不仅仅局限于牙龈组织中，而且能通过血液进入大脑，并在大脑中定植。

接着，研究人员通过动物实验进行了验证。他们让小鼠口腔感染牙龈卟啉单胞菌，6周后发现所有小鼠脑中都感染了该病菌，并且发现了其分泌的有害蛋白酶和死亡的神经元。这说明这些病菌及有害产物能破坏大脑中的神经元，导致阿尔茨海默病的典型病理表现，如淀粉样蛋白凝集和蛋白变性。

研究人员也发现，选择性抑制牙龈蛋白酶的药物，能有效清除小鼠大脑中的牙龈卟啉单胞菌，效果比一般抗生素要好。这项研究为阿尔茨海默病的感染学说提供了新的证据，说明牙龈卟啉单胞菌与阿尔茨海默病关系密切，至于这是不是导致阿尔兹海默病的“实锤”，还有待更多研究来证实。

这一研究提示我们，牙周炎不仅仅影响牙齿，也可能会引起阿尔茨海默病等更严重的疾病。因此，积极维护口腔卫生，预防牙周疾病十分重要。对于牙周炎患者而言，尽早治疗，控制炎症，定期复查和维护治疗，不但能避免和减少失牙，还可以将与牙周炎相关的各类全身疾病的患病风险降到最低，不仅维护了口腔健康，更能维护全身健康。

（作者：杨刚）

牙周疾病的治疗目标

牙周疾病防治重在有效刷牙、定期检查与清除菌斑牙石

如果我们不幸得了牙周疾病，应该怎么办呢？

牙菌斑是牙周疾病的元凶。牙菌斑在牙面上会不断地形成和增厚。因此，养成良好的刷牙习惯和正确的刷牙方法，做到早晚各刷一次牙，饭后漱口；对于因牙缝大而塞牙或有些牙的位置不易被牙刷刷到的情况，用牙线、牙签或间隙牙刷帮助，把食物残屑和牙菌斑清除干净。这样可以有效地预防牙周疾病。有一个著名的研究，曾对一些牙龈健康者进行试验，让他们停止每天的刷牙，使牙菌斑不断地在牙面堆积，结果所有的人在10～21天内全部发生了牙龈炎，当他们恢复刷牙后，全部牙龈炎均在5～7天内痊愈。这个试验和其他的研究结果证明，预防牙龈炎和牙周炎的最好办法就是清除牙菌斑，保持牙齿的清洁。

对于那些堆积日久已经钙化变硬了的牙结石，单靠刷牙是不能除去的，需要由口腔医生用专门器械去除，医学上称为“洁治”，这就是所谓的“洗牙”。此外，牙周疾病患者的牙龈和牙根分离，形成牙周袋，袋内有许多牙结石和牙菌斑，它们不直接暴露在口腔内，是不能用刷牙的方法来清除的。要使牙周炎彻底治愈，必须由专科医生用特殊器械把牙周袋内的牙结石和牙菌斑清除干净，同时去除根面上的玷污层，医学上称为“刮治和根面平整术”。而且患者还需每日仔细刷牙，防止新的牙菌斑堆积。

洁治和刮治及根面平整术是很细致费时的治疗工作，有些患者还需在局部麻醉下进行，但这实际上是一项小手术。经过彻底的刮治和根面平整术后，大多数患者可收到明显的效果——牙龈肿胀消退，不再出血，牙周袋变浅。有的松动牙齿也能变得较为稳定，咀嚼有力，病变得以控制。

所以，将牙周疾病的防治总结为三早，即“早预防，早检查，早治疗”。相信我们只要每天认真坚持做好口腔卫生措施，清除牙菌斑，并定期到正规医疗机构复查，就可以预防和控制牙周疾病，从而让这些牙齿终身为我们效劳。

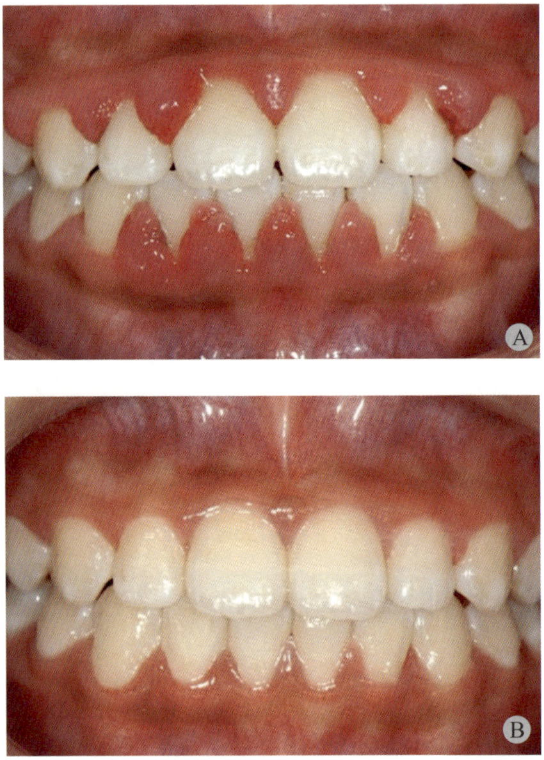

A：牙龈炎患者洁治前可见牙龈色红肿明显；B：彻底牙周洁治后 3 个月牙龈恢复健康。

牙龈炎患者治疗前后

（作者：胡文杰　图片提供：张艳玲）

运用牙周专业化治疗手段恢复牙齿健康和功能，实现舒适和美观

大多数牙周疾病患者接受专业化的牙周洁治和刮治等基础治疗后，并辅以个人良好的口腔卫生，能够控制炎症，终止牙周疾病的进展，维护自身牙齿的完整和发挥功能。但有一部分患者因牙周疾病发展到中晚期，一些患牙牙周破坏严重，尚需进一步通过牙周手术彻底控制炎症，甚至需要拔除来控制局部炎症，避免影响相邻牙齿。另外，牙周组织长期炎症或治疗后软组织的退缩，造成牙龈萎缩和牙根暴露，直接影响美观和社会交往，这些问题给牙周医生带来了新的挑战，牙周专业化治疗，究竟能为牙周疾病患者带来哪些福音呢?

国际牙周疾病学界对牙周治疗的目标已经从单纯的恢复健康，上升到追求功能和美学的治疗效果。随着我国经济的发展和对外开放，人们对口腔治疗要求不断提高。近年来，临床上，一种叫膜龈手术的牙周特色手术逐渐为患者所接受，这种手术主要利用精细的显微器械和微创手术完成，用自体组织覆盖因牙周炎或不良口腔卫生习惯造成的牙龈萎缩和牙根暴露，可以恢复退缩的牙龈，解决牙根暴露问题，并且显著改善牙齿敏感。

另外，如果牙周疾病破坏严重，牙周支持组织之一的牙槽骨吸收导致牙齿“不稳”而影响咀嚼功能，还可以通过植骨术和引导性组织再生术，加固牙周组织，引导牙周组织一定程度的再生，维护牙齿存在，恢复健康并继续行使咀嚼功能。

即便因为牙周疾病严重破坏拔除了患牙，目前还可以通过“种植”的手段来修复缺失牙，借助外科的手段将金属钛制成的人工牙根植入牙槽

骨，经过 4 ～ 6 个月人工牙根和牙槽骨的“结合”后，利用人工牙根进行牙齿的修复，种植牙治疗因功能恢复和美观效果好，近年来逐步为人们接受，是未来人们缺牙后修复的理想方式，甚至称为人类的“第三副牙齿”。

总之，牙周疾病作为口腔的最常见疾病之一，只要做好自我口腔卫生保健、定期维护复查、运用牙周专业化治疗手段，就可以最大限度保留更多天然牙，让健康的牙列伴随您的一生！

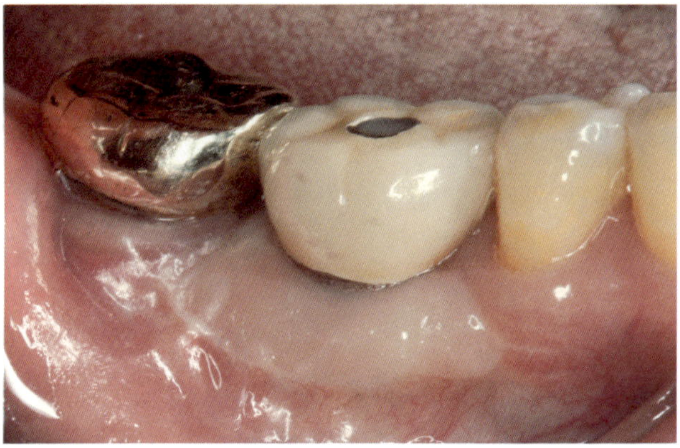

62 岁女性种植牙后 5 年功能良好

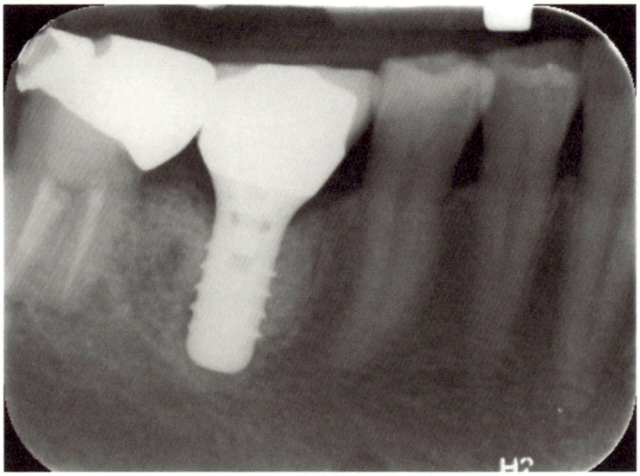

种植牙与牙槽骨结合良好

（作者：胡文杰）

第二章
防控篇

患者能做什么？

如何掌握正确的刷牙方法

近几年随着人们生活水平的提高，口腔保健越来越被大家重视，口腔保健知识的普及使人们认识到：刷牙的真正目的在于彻底清除附着在牙面上的牙菌斑，保持牙齿清洁干净。人的口腔好比细菌的“培养基”，潮湿的环境和适宜的温度使细菌得以良好的生长。细菌通过不断地黏附在牙面上形成一层薄薄的、无色而黏黏糊糊的薄膜，叫作牙菌斑。如果不及时把菌斑从牙面上清除掉，它所产生的酸和其他有毒物质就会引起危害口腔健康的两大疾病——龋病和牙周疾病，甚至导致牙齿脱落丧失。

刷牙就是要清除牙菌斑，防止它破坏牙齿和牙周组织。刷牙等机械手段是目前清除菌斑最有效的方法。但是牙菌斑一般会在被清除后的 1 小时内新生，好在菌斑越“新鲜”毒力越弱，越“陈旧”越有害。所以建议每天至少要刷两次牙，而且晚上睡前刷牙更为重要。由于菌斑是不断形成的，因此刷牙就成了我们保护牙齿需要进行的终身任务。

刷牙方法最关键，“扫帚不到，灰尘不会自己跑掉”。刷牙效果的好坏，关键取决于方法。其中最为关键的有两点：一是牙刷到“位”，二是“面面俱到”。

牙刷到“位”指的是牙刷要放在一定的位置上，我们知道刷牙就是要去除菌斑，牙面上的牙菌斑主要位于与牙龈接近的牙面，相当于“牙脖子”及两个牙齿相邻接的牙面。光滑而凸出的牙面，菌斑附着并不多。所以刷牙的重点应该放在龈缘附近的牙面和挨着牙缝的牙面，刷牙时刷毛可得“瞄准”好！

“面面俱到”说的是牙刷应该刷到每一颗牙齿的每个面。很多人刷牙只注重门牙，或只刷牙齿的外侧面，却忽略了牙齿的其他面，特别是牙齿的内侧面和最后一颗牙齿的后面，因此，这些牙面上往往堆积了大量的牙菌斑或牙石。

知道了刷牙方法中最关键的两点，我们怎样才能做到把牙刷好呢？这里介绍两种目前国际上普遍推广的刷牙方法。

水平颤动拂刷法（改良 Bass 法）

适用于牙龈没有退缩的情况，具体方法如下：将刷毛放于牙颈部，毛束与牙面成 45°，毛端指向龈缘方向，轻轻加压，使刷毛末端部分进入龈沟和牙间隙。牙刷在原位做水平颤动 7 ～ 8 次，颤动时利用牙刷毛对牙面轻柔地摩擦，将黏附于牙面颈部的菌斑“揉碎、蹭松”，最后加一个“拂”的动作，将其从牙面上去除。刷上下前牙的舌面时，将牙刷头竖起，以刷头的前端接触牙齿，做轻微颤动。依次移动牙刷到邻近的牙齿，重复同样的动作。刷咬合面时，刷毛垂直牙面略施压，使毛尖深入点隙沟裂，做前后方向颤动，再移至邻牙。通常刷牙要按一定的顺序刷，移动牙刷时要有重叠，不要遗漏，尤其是最后一颗牙的后面。水平颤动拂刷法对清除龈沟附近及邻面的菌斑较为有效，有益于牙周组织的健康。应用此法时宜选用软毛牙刷，以避免损伤牙龈。这种水平颤动拂刷法效果好，是理想的刷牙方法，但掌握需要练习。

Rolling 法（竖刷法）

适用于牙龈退缩的情况，具体方法如下：刷毛与牙齿长轴平行，毛端指向牙龈缘，然后加压扭转牙刷，使刷毛与牙齿长轴成45° ，转动牙刷，使刷毛由龈缘刷向咬合面方向，即刷上牙时刷毛从上往下刷，刷下牙时从下往上刷，每个部位转刷 5 ～ 6 次，然后移动牙刷位置。Rolling 法掌握相对容易，但动作大，效果较 Bass 法略差。

如果能认真耐心地领会这两种刷牙“技术”，就能清除掉约 70% 的牙菌斑，没想到吧？那就让我们行动起来吧！

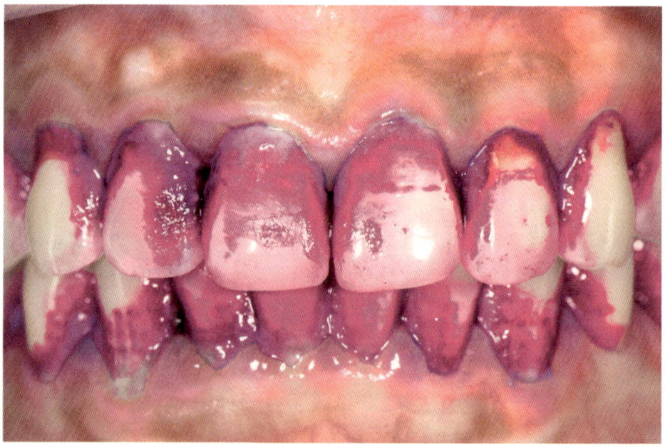

着色区即为牙菌斑

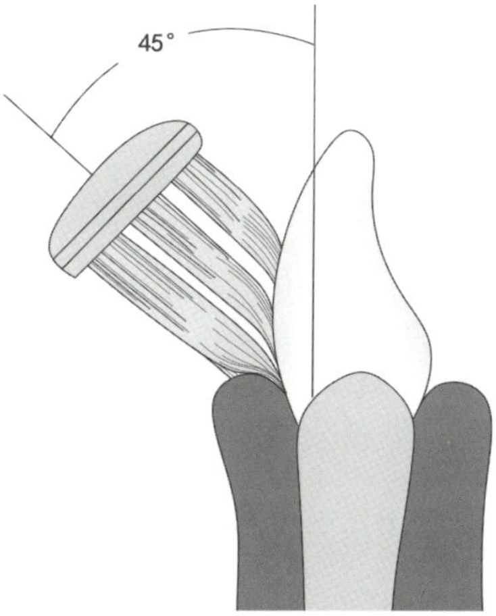

水平颤动拂刷法牙刷毛与牙齿成 45°

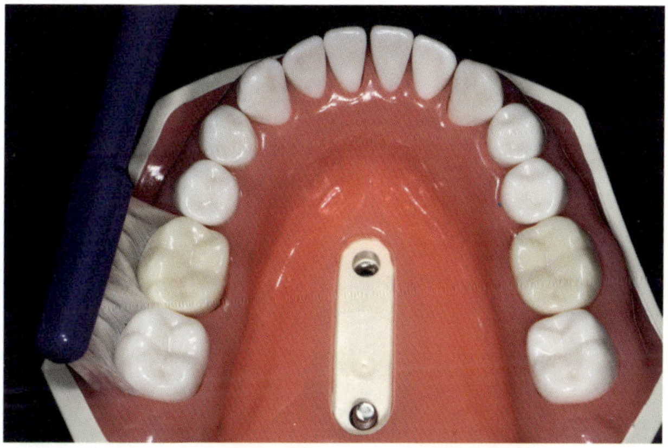

水平颤动拂刷法牙刷毛与牙齿成 45°

如何选择牙刷及牙膏

随着口腔健康知识的不断普及，人们逐渐懂得刷牙可以去除菌斑，保持口腔卫生清洁，更是预防龋齿和牙周疾病的好方法。要达到此目的，且不损伤口腔健康组织，选择一把好牙刷非常关键！俗语说得好“工欲善其事必先利其器”。在掌握正确的刷牙方法后，如何选择一把好牙刷呢？

合理选择牙刷的大小

目前市场上牙刷的样式较多，儿童和成年人的口腔大小、牙周组织结构及健康状况各不相同，应选用不同大小的牙刷。成年人的牙刷刷头一般长度为 25 ～ 32 mm，宽约 10 mm，刷毛的直径约 0.2 mm，毛束以 3 ～ 4 排为宜。儿童牙刷总体上都会比成人的刷头小，可根据不同年龄选用不同大小刷头的牙刷。

注意选择牙刷的刷毛

（1）选择由优质尼龙丝制成的牙刷。优质尼龙丝不易吸水，光滑而有弹性，易于保持清洁，回弹力好，不易变形，耐磨性强，不易损坏，直径最好在 0.17 ～ 0.20 mm。通常，合格的保健牙刷，刷毛的毛端会加工磨圆，可减少对牙龈的损伤。

（2）牙刷刷毛可大体分为软、中、硬 3 种，切忌选用对牙龈有损伤的硬毛牙刷。儿童、老年人和牙周疾病患者宜选用较软的牙刷，吸烟或容易有牙石的人可选用中等硬度的牙刷。

（3）选择疏密合理、排列整齐的牙刷。一般 3 ～ 4 排，过密的尼龙束不利于牙刷用后干燥，且易滋生细菌。不整齐的牙刷毛极易损伤牙龈，平头保健牙刷是理想的选择。

牙刷柄的考虑

市场上的牙刷有的刷柄过小，不易握持，使用起来很难让牙刷毛“到位”。应选用牙刷柄稍大的，易于把握的牙刷。

牙刷的保护

（1）牙刷使用后要彻底地洗涤，尽量甩掉刷毛上的水分，并将刷头向上放入漱口杯中置于干燥通风处，不宜放置于密闭的牙刷盒或洗漱间的卫生箱内，避免细菌滋生。

（2）尼龙丝受高温易变形弯曲，弯曲的尼龙丝不但无法有效地去除菌斑，还会造成牙龈的损伤。因此，尼龙牙刷不宜用开水洗涤，更不能用煮沸法消毒。

（3）每隔 3 个月应更换一次牙刷，主要是由于牙刷毛弹性会发生变化，影响刷牙效果。

牙膏的选择

一般来说，牙膏的主要成分包括：摩擦剂、洁净剂、发泡剂、甜味剂等。刷牙时使用牙膏，可以使刷牙过程舒适，一些牙膏中添加的部分药物还能起到防龋、脱敏、抑菌等效果。但需要指出的是，在刷牙过程中，通过刷牙动作机械摩擦去除牙菌斑是主要的，牙膏中所含摩擦剂和洁净剂仅对刷牙起到一定的辅助作用。建议儿童、成人选择含氟牙膏；老年人牙龈有退缩可以选择脱敏牙膏。有些厂商宣称牙膏可以止血，牙膏中如果含有止血剂会掩盖牙周炎的症状，建议有刷牙出血者尽快去正规医疗机构口腔科检查，并接受规范的治疗。

（作者：师静　刘建　胡文杰）

手动牙刷与电动牙刷哪个更好?

牙刷是最主要的牙齿清洁工具。手动牙刷最传统而且最为常用，近年来，市面上的手动牙刷刷毛和手柄的设计多种多样，利于各个年龄的人群使用，其中，细软毛牙刷则是最为理想的选择。1954 年，第一支电动牙刷诞生，最初电动牙刷是为满足运动能力缺陷者的刷牙需求而设计的，随着电动牙刷在设计上不断更新，越来越与手动牙刷的运动方式及力度相近，人们慢慢开始青睐它。目前市场上的电动牙刷根据原理不同有多种类型，工作方式也不尽相同。那么电动牙刷与手动牙刷哪一个更好呢?

从成本比较：传统手动牙刷成本为几元到几十元不等，电动牙刷的刷头成本是几十元到近百元不等，一般来说牙刷需要每 3 个月更换一次，可见电动牙刷的经济成本相对较高。

从安全性比较：有大量研究证明电动牙刷的安全性和有效性不存在问题。但亚洲人牙龈一般较薄，有报告称长期使用电动牙刷可能导致牙龈退缩，但缺乏明确结论，因此，若使用电动牙刷，建议选择配有细软刷毛的合格电动牙刷，而且尽量不要选择功率大的档位。

从刷牙效果比较：手动牙刷与电动牙刷在减少菌斑和出血、减轻炎症效果方面是类似的，关键在于是否熟练掌握正确的刷牙方法。使用手动牙刷应采用水平颤动拂刷法，使用电动牙刷振动模式虽然省略了手动牙刷的手动震颤，但牙刷刷毛的放置位置应是相同的，即应放置在牙齿牙龈交界的位置，与牙齿长轴成 45°，刷毛应深入牙龈下 1 mm，以没有牙龈不适为标准。刷牙时应根据牙面适当调节牙刷水平方向角度，以单颗牙为中心将一侧弧形牙面完全清洁到位。

看了关于手动牙刷与电动牙刷的比较介绍，相信您对牙刷的选择应该心中有数了。在选择合适的牙刷和掌握正确的刷牙方法前提下，手动牙刷和电动牙刷一样可以达到良好的清洁效果，对于运动能力缺陷、执行能力差的人群，如残疾人、老年人、神经系统或精神疾病的患者，电动牙刷有其方便之处。现阶段手动牙刷费用低，刷牙方法和力度容易掌握，应该是理想的选择。

（作者：王玲　刘建　胡文杰）

牙签到底能不能用？该怎么用？

有些人吃饭时，牙缝常塞进食物，以致感到极不舒服，这种现象叫作食物嵌塞，俗称“塞牙”。塞牙在生活中极为普遍，尤其在中老年人中，塞牙不但使人感到不适，而且会导致牙齿受挤压和牙龈持续性胀痛的感觉。如果嵌塞的食物不能及时清除，长此以往，局部细菌繁殖生长会引起龋病和牙周疾病，导致牙齿破坏、牙龈萎缩、牙根暴露等后果。另外，塞牙后食物发酵常散发出难闻的气味，影响社交。塞牙虽是小事，但危害可不小！

那么引起“塞牙”的原因有哪些呢？①牙齿与牙齿之间接触不好；②牙周疾病造成牙龈退缩或牙齿松动移位；③牙齿拔除缺失后没有及时修

复；④年轻人塞牙则大都是因为牙齿邻接面发生龋坏（虫牙），或者邻牙之间有缝隙。说到这里我们已经知道食物嵌塞的原因是多种多样的。

发生塞牙有没有办法解决呢？有，主要有两条：一是到正规的口腔医疗机构检查治疗，根据引起的原因分别进行接触点恢复，如补牙、镶牙、调磨牙齿等；二是“剔牙”，即邻面清洁进行自我保健。“剔牙”作为行之有效的简便方法，常为大家所采用。牙签作为“剔牙”的一种工具，应注意其选择和使用方法，这里有几点建议供大家参考：首先，要知道牙线适用于牙龈无明显退缩的人群，牙签则适用于牙间乳头退缩有间隙或牙间隙增大的牙缝人群；其次，对塞牙部位的牙缝大小应有清楚的认识，正确地判断出是使用牙签还是牙线。如果您的牙缝大，那么“剔牙”时就可以选择牙签。

选择好的牙签

牙签用木材或塑料制成，具有一定弹性者为好，要求表面光滑，一端渐渐变细，且头端要光滑，避免过尖。整根牙签横断面为三角形或圆形较好，不宜过粗。

使用牙签的窍门

将牙签头端先搁置在需要剔的牙面上，然后再顺着牙面把牙签头端慢慢引入两牙之间，牙签头端斜向咬合面紧贴牙齿，做牙齿内外面移动，剔除食物残屑并通过摩擦牙齿邻面清除牙面菌斑。主要应注意不要用牙签刺激牙龈，使用这种方法去剔牙一般能达到良好的效果，当然最后不要忘记通过漱口把食物残屑和菌斑冲洗掉。

有些人常用牙签剔出血来才肯罢休，实际这样效果不佳，反而会造成牙龈损伤。而有些人一旦塞牙，习惯随便拿身边尖锐物品剔牙，这样是不可取的，容易引起感染。认为牙签剔牙会把牙缝越剔越大的想法和顾虑是不必要的。选择合格的牙签及正确地使用牙签剔牙，去除嵌塞的食物、软垢和黏附于邻面的牙菌斑，既是解决塞牙的应急措施，又是自我保健的一种方法。

如果您有塞牙的困扰，不妨试试上面的方法！

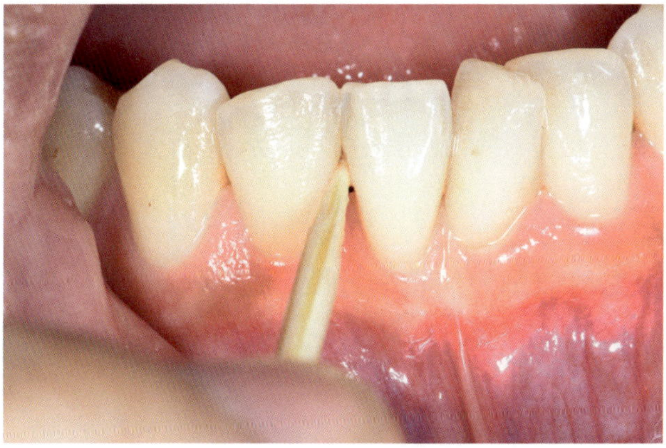

用牙签刮除黏附和堆积在牙齿邻面的菌斑和软垢

（作者：刘建　刘婷婷　胡文杰）

婴幼儿从什么时间开始刷牙，要用牙膏吗？

随着人们对口腔健康日益重视，婴幼儿的口腔健康备受家长关注。在 2015 年第四次全国口腔健康流行病学调查中显示：全国儿童龋齿患病率明显上升，5 岁儿童的乳牙患病率高达 71.9%，因此，加强儿童口腔卫生，从小做好口腔清洁工作是非常必要的。

关于婴幼儿刷牙的问题，不管宝宝牙齿是否萌出，宝宝一出生就应该注意口腔卫生，目前建议：在婴儿牙齿萌出前，父母就应开始用干净的湿纱布帮宝宝清洁口腔，方法很简单，父母先将双手洗干净，将消毒好的纱布裹在食指上，蘸温开水后，轻轻地擦洗婴儿的牙床，将口腔内留有的奶汁等食物残渣清除干净；从婴儿第一颗牙萌出，父母就应该开始给宝宝刷牙了。6 个月左右，下颌门牙便开始萌出，此时可以选择造型可爱、刷毛较软、小头的儿童牙刷，帮助孩子刷牙，一方面是为了有效清洁牙齿；另一方面也可以逐渐培养宝宝刷牙的好习惯。一般宝宝在 2 岁半时，20 颗乳牙就萌出完成，此时可以鼓励孩子自己学着刷牙，可不要低估孩子的能力呀！家长可以先教孩子如何正确地刷牙，再让孩子一步一步模仿，最后家长一定要督促检查，甚至再补刷一遍。此阶段婴幼儿的口腔卫生主要依赖于父母的协助和坚持。

关于婴幼儿使用牙膏的问题，很多家长都很迷惑。含氟牙膏有增强牙面“硬度”的作用，可以帮助牙齿抵抗“蛀牙”细菌的腐蚀。但是，很多家长认为孩子太小，会吞咽牙膏，担心“氟吃多了会中毒”。实际上全世界科学家几十年的研究成果表明，无论在高氟区还是一般地区，使用含氟牙膏都是安全的。儿童含氟牙膏的含氟量（一般在 500 ～ 1100 ppm）低于普通成人用含氟牙膏的含氟量（1000 ～ 1500 ppm），所以，建议给孩子使用儿童含氟牙膏刷牙，预防“蛀牙”。另外，3 岁以下婴幼儿使用

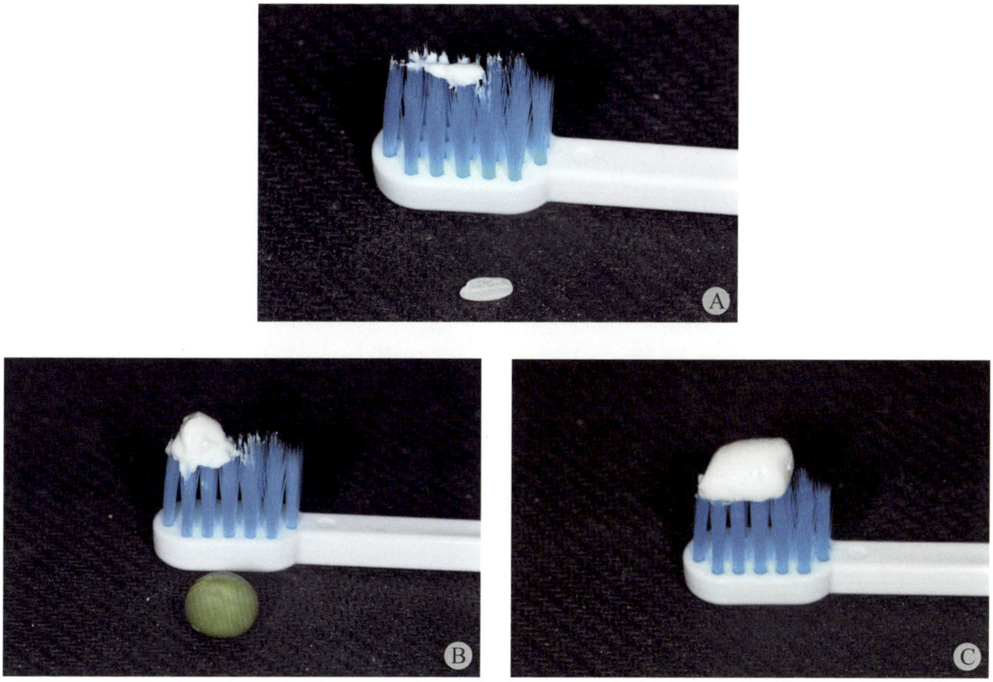

A：3 岁以下婴幼儿牙膏使用“米粒”大小量；B：3 岁以上儿童牙膏使用“豌豆”大小量；C：6 岁以上儿童牙膏使用量。

不同年龄儿童牙膏使用量

儿童含氟牙膏的量应该是“米粒”大小，即在牙刷上“轻轻地抹一薄层”；3 岁以上儿童应使用“豌豆”大小量的儿童含氟牙膏；6 岁以上儿童，一般不会吞咽牙膏，而且逐步进入恒牙萌出的替牙期，为有效预防“蛀牙”发生，建议使用含氟量 1000 ppm 以上的含氟牙膏刷牙。同时，提醒家长注意，在为婴幼儿刷牙时也要注意清洁乳牙的牙缝，有条件者建议每天使用一次牙线，以减少邻面龋的发生。

总之，关爱婴幼儿的口腔健康，要从长出的第一颗乳牙开始，认真刷牙，养成良好的口腔卫生习惯。在婴幼儿 12 个月之前应进行第一次口腔检查，2 岁半时孩子乳磨牙全部长出后可以带他（她）做窝沟封闭，一般建议每隔 3 个月至半年进行一次口腔检查为好。这样既能让孩子开始熟悉口腔诊疗环境，减少看牙恐惧，又可以及时听从口腔医生对孩子当前口腔护理和饮食的指导及建议。所以，为了孩子拥有健康的牙齿，养成良好的口腔卫生习惯，行动起来吧！

（作者：杨杰　刘建　张艳玲）

牙线和牙间隙刷如何使用？

通过正确的刷牙（水平颤动拂刷法或 Rolling 法）我们已经能清除掉约 70% 的牙菌斑，那么其余的 30% 牙菌斑怎么办？它们藏在口腔的什么地方？如果置之不理会有什么危害呢？可别小看这 30% 的牙菌斑！每 1 mg 牙菌斑中约有一亿个细菌和其他微生物，它们悄悄存留在牙齿邻面，刷牙是不能清洁到的，但如果不及时清除，它们所产生的酸和其他有毒物质很容易引起龋病和牙周疾病。要想清除邻面的这些牙菌斑，就必须配合使用专业工具和方法。清洁邻面的专业工具主要包括牙线和牙间隙刷。

牙线的使用

牙线适用于牙齿邻面清洁，是配合刷牙使用、清洁邻面的理想方法，从材质来看牙线不是简单的普通丝线可以代替的。市场上销售的牙线种类繁多，该如何选择合适的牙线呢？牙线可根据表面是否涂蜡分为加蜡牙线和无蜡牙线。有研究显示，加蜡牙线和无蜡牙线在清除邻面菌斑的效能上没有明显差异。加蜡牙线的优点在于其表面光滑更容易通过邻面接触点，因此适用于初学者或是牙列比较拥挤的患者；而针对牙齿接触关系正常的朋友，建议使用无蜡牙线。另外，牙线也有粗细之分。一般来说，细牙线更易通过牙齿邻面接触点，而粗牙线在清除牙面菌斑时效率更高。其他如做成扁条带状的牙线或遇到唾液后可以膨胀的牙线，主要是考虑了使用时的便利性和高效性。有的生产厂家为牙线添加了一些特别的口味，使用起来感觉更好。另外，市场上还有一些特殊用途的牙线，如可用于清洁固定桥体底部和邻面桥体，这种牙线具有较硬的末端，便于穿过桥体的下方进行清洁。

使用牙线时，我们应洗净双手后，取一段约 20 cm 的牙线，将两端打结成环状。用双手的食指和拇指将线圈绷紧，两指间距 1 ～ 1.5 cm，用拉锯式动作将此段牙线轻轻压入牙间隙，紧贴一侧牙面缓慢滑入龈缘以下，切忌用力过猛，以免损伤牙龈。然后将牙线紧贴一侧牙面的颈部，并呈“C”形状包绕邻面，由龈缘向咬合面方向移动，以“刮除”牙面上的菌斑，每个邻面重复 3 ～ 4 次，当听到清脆的声音时，说明这个邻面的菌斑清除干净。移动手指使用另一段清洁的牙线，重复上述动作，用每一段干净的牙线依次刮除每颗牙邻面的菌斑，包括最后一颗磨牙的后面。结束后用清水漱口。另外，市场上还有一次性的牙线棒，可以代替手指执线法，方便清洁牙齿邻面。

一般于每晚刷完牙后对着镜子使用牙线清洁邻面。牙线使用和刷牙一样，都要按照一定顺序联合使用，做到“面面俱到”，避免遗漏。推荐从简单的门牙间隙开始，逐步向难度大的后牙间隙过渡，只要经常使用牙线，一定能很快掌握牙线使用的正确方法。

很多人担心使用牙线会损伤牙龈或让牙缝变大。这种担心大可不必！牙线是若干根非常细的纤维并列在一起组成的，而不是像绳子一样由几股扭结在一起，而且它在通过牙缝的过程中会变得更薄，因此，使用牙线是不会使牙缝变大的。正确使用牙线是不会损伤牙龈的。日常生活中初学者使用牙线有一定的技术难度，需要认真学习专业的操作流程，使用不当可能造成牙龈的机械损伤，有两个要点需牢记：一点是应使用拉锯式动作将牙线轻轻压入牙间隙，切忌用力过猛；另一点是牙线进入龈缘下后，一定要呈“C”形包绕邻面，切忌直上直下“切割”牙龈。

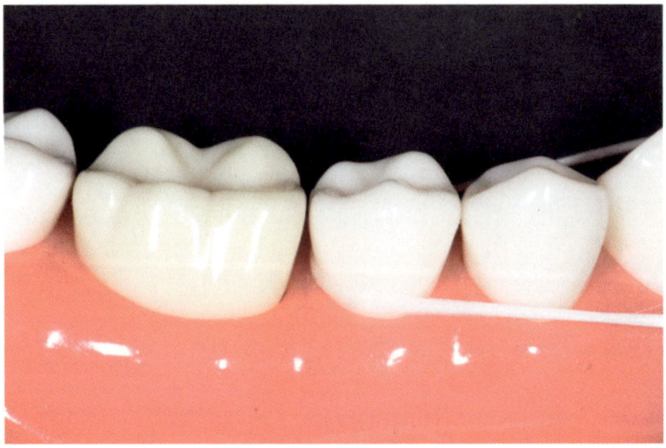

“C”形包绕邻面

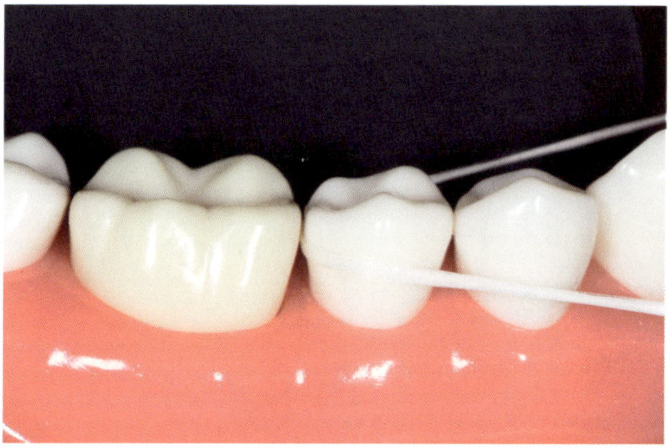

由龈沟向咬合面方向移动

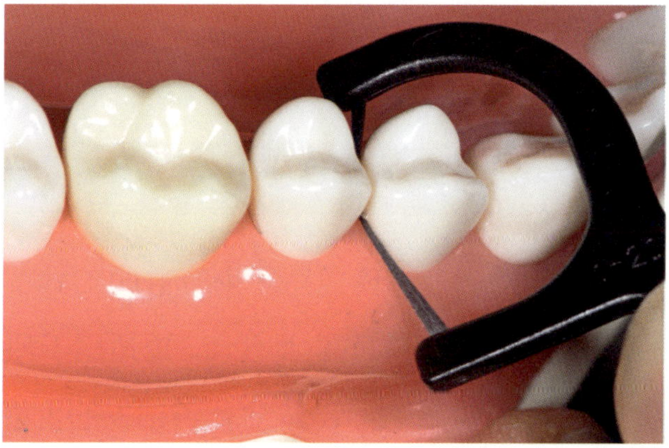

使用牙线棒清洁邻面

牙间隙刷的使用

牙间隙刷又叫牙缝刷，主要用来清洁较大牙缝的牙齿邻面及磨牙牙龈退缩后的“分叉处”，牙间隙刷能很好地清除附着其上的菌斑。日常生活中应根据牙缝的大小选择直径大小合适的间隙刷，将牙间隙刷的刷头从牙齿外侧面伸入到牙缝或牙根分叉处，做内外侧摩擦，清除邻面菌斑。一般建议每天晚上刷牙后使用牙间隙刷，最后用水冲洗干净即可。

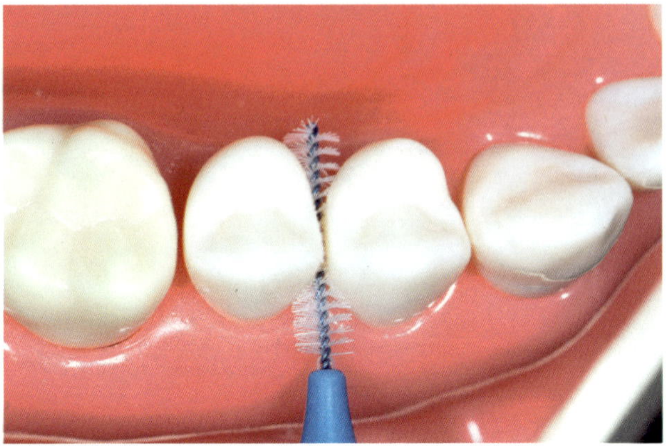

牙间隙刷的使用

（作者：刘建　师静　冯向辉）

要不要使用冲牙器？如何使用？

冲牙器，又名水牙线，是一种辅助牙齿清洁的工具，用于帮助清洁天然牙的牙缝和牙齿正畸装置周围的食物残渣，也适用于种植牙、烤瓷牙、固定桥等修复体的邻间清洁。20 世纪 50 年代美国发明了第一款冲牙器，经过一系列的技术改进，其辅助牙齿清洁的安全性和有效性已被一些科学研究证实。国内对其使用的方法及功能存在一些误区，那么如何重新认识冲牙器？如何正确地使用冲牙器？

冲牙器的冲洗效果是大家十分关注的问题，患者经常会询问，而且普遍存在一些认识误区：冲洗出来大量食物残渣后感觉口腔很清爽，牙齿肯定冲得很干净，就不用费劲儿刷牙和使用牙线了，更不用去看牙医了，这种观点是非常错误的。

正确观点：口腔冲牙器虽然在清除部分松散菌斑和软垢、减轻牙龈炎症、减少出血方面得到了一些研究的证实，但绝对不能替代刷牙和使用牙线，更不能清除牙石。它的作用是在正确刷牙后，辅助清洁刷牙难以达到的角落。另外，对于塞于牙齿邻面的纤维类、薄片状食物残渣嵌，冲牙器无法有效清洁，还需要使用牙线去除。有研究证明，对于种植牙，除刷牙外，牙线与冲牙器配合使用才能够达到最佳清洁效果。冲牙器是对刷牙、使用牙线或牙间隙刷等日常口腔清洁措施的一种辅助补充手段，但绝不能替代刷牙和使用牙线。据第三、第四次全国口腔流行病学调查数据显示，全国 85% ～ 90% 的成年人存在不同程度的牙周健康问题，如果只是单纯通过使用冲牙器是根本不可能解决牙周健康问题的。

冲牙器是如何发挥作用的呢？冲牙器分为：高压脉冲式冲牙器、喷气式冲牙器及超声波冲牙器。使用时，可将标准喷头置于牙缝处，喷头出水口距牙缝约 1 cm 的距离，按下启动按钮。每个牙缝都应从外向内再从内向外冲洗 2 次，可旋转喷头角度使水流完全通过牙缝。最初使用时可由低功率模式开始，根据自身感受逐渐向高功率模式调节。不同品牌冲牙器配备的喷头数量不等，形状略有差别，除标准喷头外，某些品牌还配有带有刷毛的喷头、刮舌板形状的喷头，主要作用是在脉冲水压冲洗的基础上增加机械力量，以达到更好的清洁效果。另外，需要注意的是，每次使用前应重新将水箱注满水，避免使用残余水，易滋生细菌。如牙齿敏感症状明显，可使用温水。

在高科技普遍惠及生活的今天，各种电动工具不断为人们带来便利，解放了双手、提高了效率，我们需要理性对待，无论各种新型工具功能如何强大，我们均应掌握全面的口腔卫生健康知识，正确刷牙，这样，配合各种辅助清洁工具的恰当使用，才能达到最好的牙齿清洁效果。

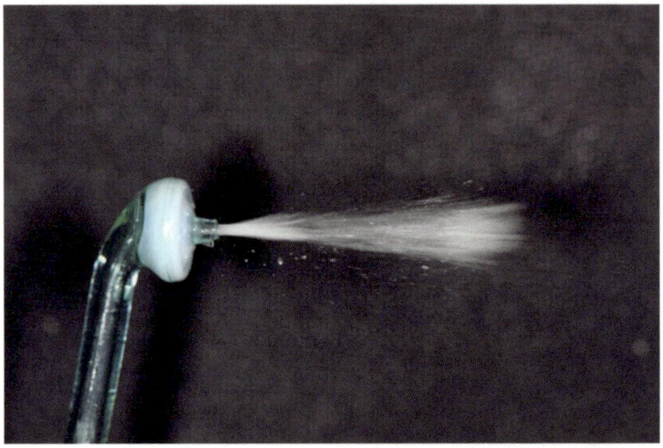

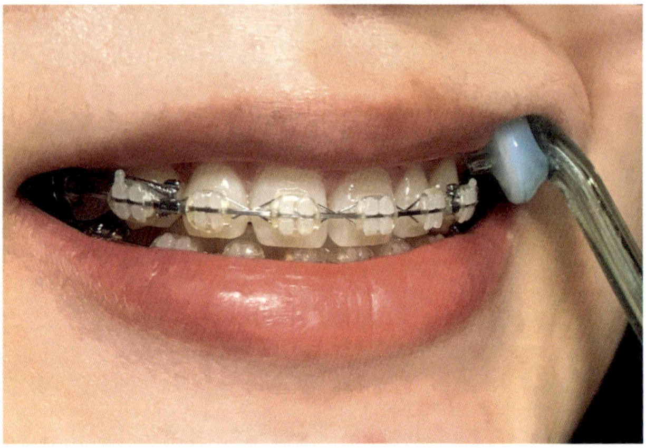

冲牙器及牙间隙冲洗动作

（作者：王玲　刘建　胡文杰）

口腔中有特殊装置人群及特殊人群如何进行口腔清洁？

近几年来，随着成人正畸治疗的不断普及和口腔颌面外科手术患者量的不断增加，这类患者治疗期间的口腔卫生维护越来越受到关注。当您或您的孩子正在处于正畸治疗时期或口腔外科手术后口内放置了特殊装置时，就会面临口腔清洁的难题。那么在此提供几点专业性建议，帮助您做好特殊时期的口腔清洁。

佩戴固定矫治器的正畸患者要做好日常口腔清洁，需付出更多时间与精力

只通过漱口来清洁口腔是远远不够的，因为漱口只能漱走口腔中大块的食物残渣，刷牙应是最主要的维护口腔卫生的方法。建议随身携带刷牙套装，每天至少刷牙4次，在三餐、零食后和睡前均应刷牙。推荐选择软毛、小头的普通牙刷和正畸专用牙刷（分为“U”形凹槽和“V”形凹槽两种）来清洁牙齿和托槽。要特别注意清洁牙颈部、牙齿舌侧、托槽周围等。

刷牙方法：由于牙齿外侧面被托槽、带环和弓丝分为上下两部分，所以参照水平颤动拂刷法刷牙，分为两步进行操作，如刷上牙时，第一步，刷毛指向龈缘方向，与牙面成45°，轻轻加压使一部分刷毛进入到龈缘及牙间隙，原位震颤7～8次，来清除牙龈缘及牙间隙的菌斑；然后向下转动牙刷，使刷毛接触到托槽龈方，再次加压使一部分刷毛伸进托槽与弓丝之间的部位，震颤7～8次来清除托槽龈方与弓丝之间的菌斑软垢。第二步，将刷毛从冠方指向正畸托槽，与牙面成45°，轻轻加压使一部分

刷毛进入到托槽与弓丝之间，原位震颤 7 ～ 8 次，清除托槽殆方与弓丝之间的菌斑软垢图。刷下牙时，方法相同，只是刷毛方向相反。这样的水平颤动拂刷法可以清除龈缘及矫治器的各个面。

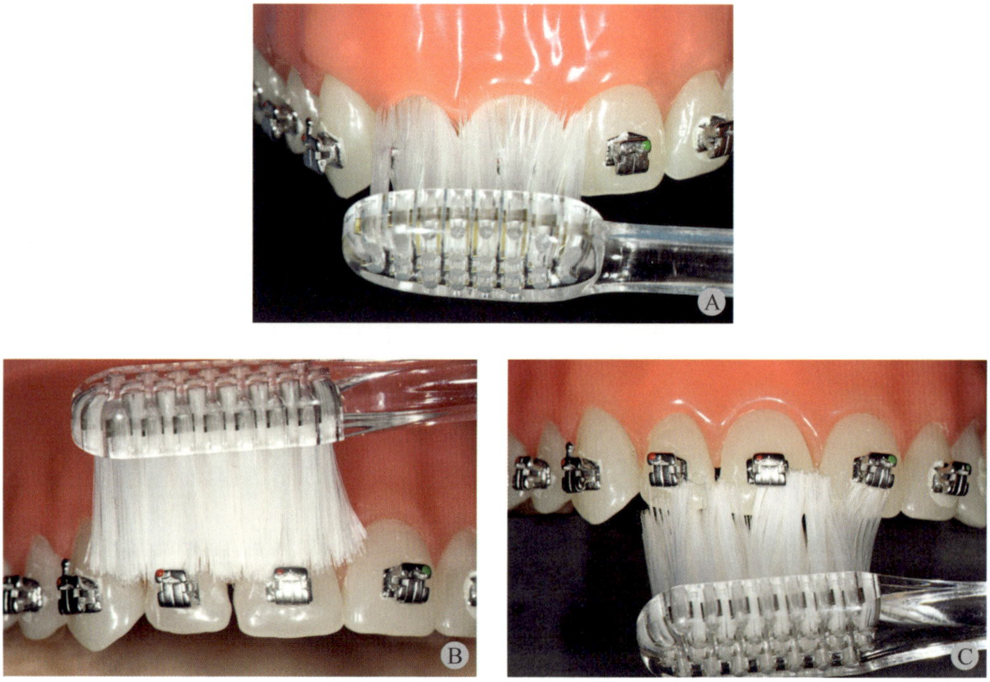

牙齿正畸装置的清理

另外，正在接受正畸治疗的患者还应在刷牙的基础上，配合穿线器使用牙线。取 30 cm 长的牙线，穿入穿线器，从相邻两个托槽间的弓丝下穿过。然后去掉穿线器，将牙线缠在双手的中指上，用拇指和食指绷紧牙线，“C”形包绕牙面，贴紧牙面进行上下小幅度的提拉，来清除附着在牙齿邻面的菌斑、食物残渣等。此外，配合清除弓丝下方及托槽周围的软垢，牙间隙刷是个不错的选择。即便如此，正畸患者每隔 3 ～ 4 个月，仍需要进行专业的牙周维护，如定期洁治等。

颌面外科手术后的患者，特别是接受正颌外科手术做颌间结扎的患者，有效地进行口腔护理，保持口腔清洁

这一类患者术后口内有创口，分泌物滞留，口腔自洁作用减弱，极易滋生细菌，口腔清洁十分必要。在医生指导下，患者出院后应使用0.12%洗必泰含漱液漱口，每天2～3次，连续一周，再酌情使用软毛、小头的牙刷刷牙，颌间牵引的患者可使用正畸专用牙刷，有助于清洁牙齿和牙弓夹板上的牙菌斑。

针对智力障碍和残疾人等特殊人群的口腔清洁，也不容忽视

推荐使用软毛小头的电动牙刷，可以配合漱口水含漱，或由他人帮助完成刷牙、湿润棉球擦拭牙齿等方法保持口腔卫生。

最后提醒大家，尤其是口腔里有特殊装置的患者，一定要加倍注意日常的口腔卫生维护，并按要求定期到口腔医生处进行专业维护。

（作者：杨杰　刘建　胡文杰）

医生能做什么?

如何进行牙周疾病的检查?

在日常门诊工作中，常会听到患者问医生:“医生，您说的那些数字什么意思？您为什么拿小针扎我？”那么，今天就和大家聊一聊牙周检查那些事儿。

临床上，医生接诊患者之后，先倾听患者的主诉，再询问病史。在进行初步的口腔检查之后就开始牙周专科检查了。

首先，医生要用口镜和尖探针来整体评估患者的口腔卫生状况，看看口腔里有多少菌斑、软垢和牙石，以判断患者平时有没有认真刷牙。

其次，医生要从颜色、形态和质地等几方面来看看患者牙齿周围的牙龈状态，是否有炎症及炎症的程度。通常情况下，健康的牙龈颜色是粉红色的，像扇贝状菲薄而紧贴牙颈部，质地坚韧；在炎症状态下，刷牙或咬物时牙龈可能出血，牙龈变得暗红或者鲜红，龈缘和龈乳头水肿圆钝，质地也不再坚韧而变得松软，还有患者的牙龈还会呈现增生或者退缩的现象。通常，由于牙龈炎症一般无明显疼痛，多数患者并未在意，而且炎症发展缓慢，就“习以为常”了，只有当医生检查并告知后才会注意到这些变化而“大吃一惊”。

再次，牙周医生检查的重点工作——牙周探诊检查。先介绍一下牙周医生的法宝——牙周探针，也就是患者所说的“小针”。在这里必须要和大家澄清一下虽然叫探针，但牙周探针的尖端是钝头的，所以它并不是针，而是探测检查的工具。而且牙周探针是特殊设计的，探针上有刻度标识可以进行测量，患者口中的“被扎”实际上是医生用专业的牙周探针在进行全面的探诊检查，从而评估牙龈与根面的剥脱程度即牙周袋的深度，这是牙周临床破坏的重要指标之一，也是下一步医生制订治疗计划的最重要的依据。患者听到的那些像密码一样的数字就是医生通过探诊检查，记录的每颗牙齿不同位置的牙周袋探诊深度。在这里要和大家说明，探诊检查确实会有些不适感，但对于绝大多数患者来说，探诊检查的疼痛程度都是可以耐受的。

最后，除了前面介绍的几种检查之外，牙周专科检查还包括其他临床检查，如龈缘的位置、有无退缩、牙齿松动的程度、是否存在食物嵌塞和牙齿的磨损等。如果牙周袋比较深，牙龈与根面分离多的时候，医生还会进行辅助的拍片检查，进一步明确支持牙齿的牙槽骨吸收破坏情况等。

通过上述所有检查，医生才能对您的牙周健康状况做出综合评价和明确诊断，以此为基础制订下一步治疗计划。

相信这些介绍让大家对于牙周检查应该有了一定了解，下次就诊时医生给您做检查的时候就不会感到紧张和陌生了。

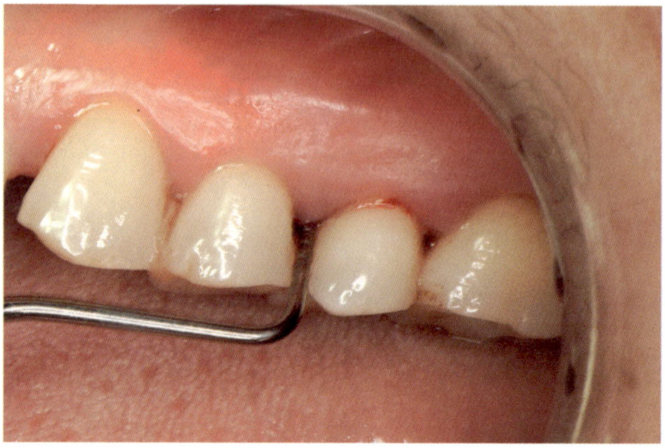

临床牙周探诊照片

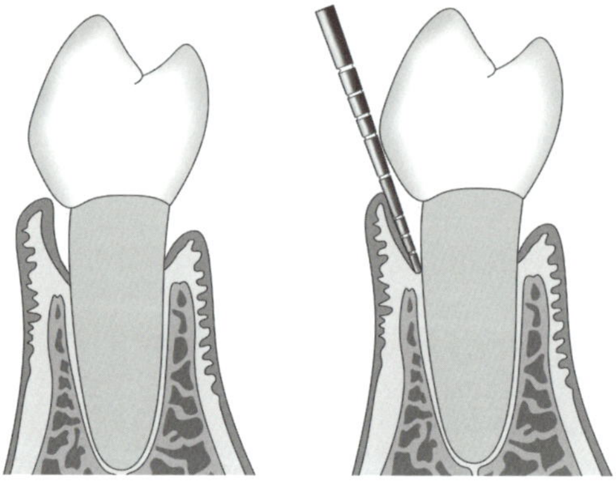

牙周探诊模式图

（作者：张艳玲）

为什么要做牙周洁治?

近年来，人们越来越认识到牙周疾病是不可忽视的口腔问题。第四次全国口腔流行病学调查结果显示，我国35岁以上人群牙周健康率不足

10%，牙周健康状况不容乐观。

牙周疾病的病因复杂，多种因素协同作用影响牙周疾病的发展进程。科学研究证明，牙菌斑是牙周疾病的始动因素和最直接的致病因素，因而牙周疾病的治疗主要是围绕如何有效去除牙菌斑展开。此外，牙石是牙周疾病最主要的局部刺激因素。牙石作为钙化的牙菌斑，是刷牙不能刷掉的。牙石表面粗糙，更有利于细菌的附着从而产生更多的毒素。依据牙石沉积的部位和性质分龈上牙石和龈下牙石。需要强调的是，牙石一旦形成，只能通过专业的牙周治疗去除。去除牙石及附着其上的牙菌斑是牙周疾病治疗和疗效维护的最重要内容，是人人均需要接受的基本治疗和维护措施。

医生通过什么方法来去除牙石呢？这就引出了我们要谈的“洗牙”。“洗牙”的专业术语是龈上洁治术，是指用洁治器械（超声洁治器或手工洁治器）去除牙龈上方的牙石、菌斑和色素，并抛光牙面，同时也会将位于牙龈下方与牙龈上方牙石相连的表浅牙石一并清除。洁治术是去除龈上菌斑和牙石最有效的方法，是预防和治疗牙周疾病的一项重要的医疗工作！

我们建议大家定期到正规医疗机构进行牙周洁治，但间隔多久洁治则因人而异。牙石沉积的快慢与个人刷牙的效果、生活习惯、牙齿的整齐程度、是否爱饮茶和咖啡等个人因素有关，如有人刷牙不仔细，只把门牙刷的比较干净，后牙和舌侧牙面刷得马虎，很快这些位置就有新牙石了。一般建议大家每 6 个月进行一次洁治和检查，口腔卫生较差或既往牙周炎较严重的患者建议每 3 个月接受一次洁治。

通过洁治可以控制牙龈炎症。而对牙周炎而言，洁治虽然可以减轻牙周炎的炎症状况，但单靠洁治还不能彻底治疗牙周炎，通常应该在洁治之后实施进一步牙周检查，根据检查结果进行后续的深部治疗。

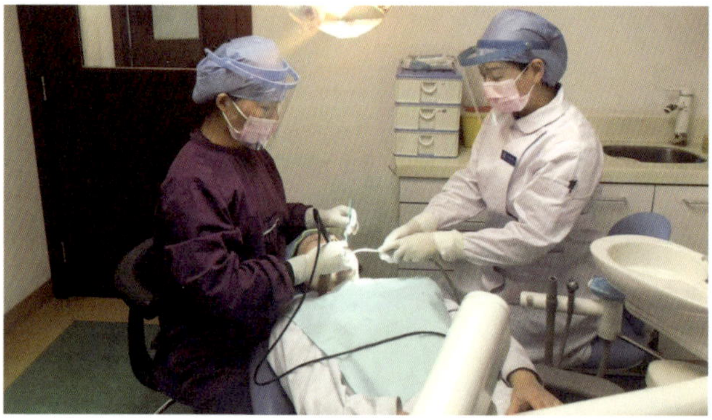

患者正在接受牙周洁治

（作者：徐文娟　胡文杰）

定期洗牙就够了吗？为什么还要做刮治和根面平整？

我们应当知道的是，洁治这一治疗步骤主要去除的是牙龈上方的牙石、菌斑与色素，也就是牙龈上能看得到的“脏东西”，还包括去除与牙龈上的牙石相连的、比较浅在、被肿胀牙龈所覆盖的龈下牙石，并对牙面进行抛光。经过洁治后，牙龈表面的炎症大多可在一周左右消退或明显减轻。一些因为牙龈出血来牙周科就诊的患者，在经过洁治后牙龈出血缓解，甚至刷牙出血消失，牙龈表面的红肿有所消退，患者可能就会认为自己的牙周炎已经治愈了，这种想法是不对的！应在医生进行检查后，确定治疗是否可以“到此为止”。

正像前面所介绍的，如果您患有菌斑性龈炎，炎症局限于牙龈组织，没有破坏牙周深层的支持组织。通过洁治，您的牙周治疗就可以“到此为止”，接下来依靠个人保持口腔卫生、定期维护复查就可以了。

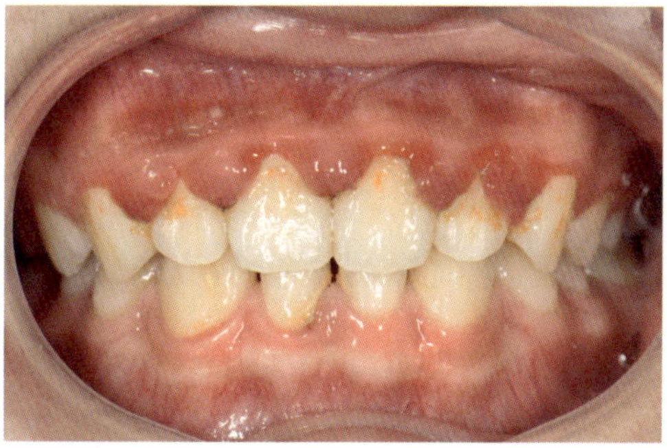

牙龈炎症表现，龈乳头明显红肿，牙面可见大量菌斑堆积及色素沉着

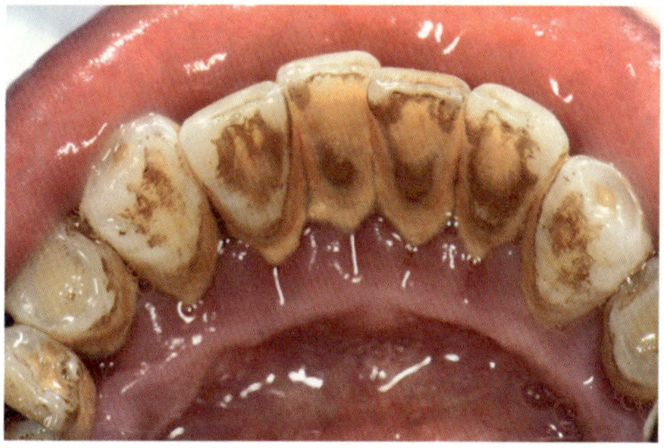

下前牙舌侧可见大量牙石堆积，牙龈暗红水肿

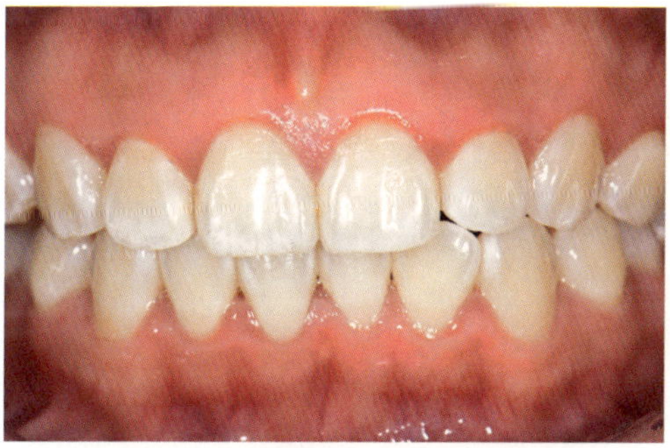

洁治后牙龈表现，牙龈红肿基本消退

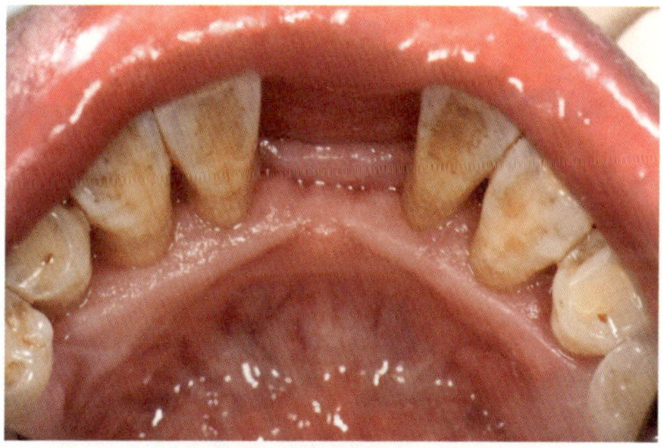

洁治（尚残留色素）、拔除保留无望牙后下前牙舌侧牙龈表现，牙龈红肿明显减轻

对于牙周炎患者，单纯洁治是远远不够的！因为在我们看不到的牙龈深部（牙周袋里）还堆积着大量的牙菌斑和牙石，这些感染物质是导致牙龈进一步从牙根面剥脱、牙槽骨“地基”持续破坏的根本原因，如果不

将这些感染物质彻底清除掉，牙周炎就不能得到根本的控制。牙周洁治只是控制牙周炎的第一步，当然也只有经过洁治，牙龈表面的炎症减轻后才能进入下一步的检查和治疗。

刮治和根面平整是继洁治之后针对牙周炎的“深层清洁”。刮治是使用比较精细的、可以伸到牙龈深部的工具刮除牙根上附着的牙石和菌斑。另外，这些感染物质产生的毒素也会侵蚀牙根，所以在刮治的同时还需一并清理受到感染的牙根表层，使根面光滑平整，称之为根面平整术。刮治和根面平整前需要进行准确的牙周探诊，了解牙周袋的深度及袋内牙石的量和沉积的位置，以确保器械能够“有的放矢”。通过刮治和根面平整，使牙周袋内的菌斑、牙石和内毒素感染的牙根表层彻底清洁，牙龈和牙根面重新“结合起来”，形成阻挡细菌入侵的屏障，牙周炎就得到了控制！

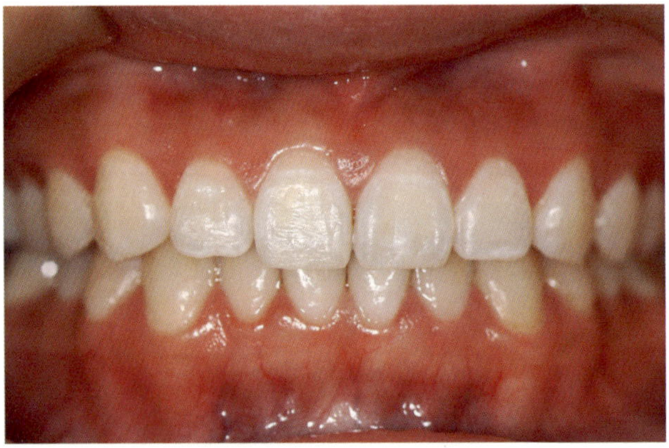

牙周健康者牙龈色粉质韧

目前通常采用超声和手工器械结合的方法进行刮治和根面平整。超声器械的工作头是细长的，可放到牙龈下去除较大块的牙石和菌斑。正确使用龈下超声器械进行龈下刮治，既提高了效率，同时也减小了对牙龈和牙根面的创伤。然后再使用手工刮治器微创、精准刮除牙龈下残留的龈下牙石同时平整根面。总之，刮治和根面平整是牙周基础治疗中控制牙周炎的主要治疗手段，牙周炎患者仅靠洁治是不能完全控制牙周炎的。

（作者：韩子瑶　胡文杰　部分图片提供：张艳玲）

做完刮治，牙周炎就消除了吗？

牙周炎是牙菌斑中的微生物引起的慢性感染性疾病，牙面上的牙菌斑是牙周组织发生炎症和破坏的始动因素，牙周炎的治疗需要采取一系列按部就班的综合治疗来彻底清除牙菌斑、牙石等，消除牙龈的炎症，并争取获得长期稳定的疗效。

刮治和根面平整术是牙周疾病基础治疗的重要组成部分，通过彻底去除牙面上引起牙龈炎症的菌斑、牙石等刺激因素和被玷污的根面牙骨质，使牙龈炎症减轻或消失。一般在刮治和根面平整术后 6 ～ 8 周，待组织愈合后需要对治疗效果进行评价，观察患者治疗后的反应及自我菌斑控制的态度和能力。牙周炎发展到较严重阶段后，单靠刮治和根面平整术不能解决全部问题，需要通过牙周手术对牙周软硬组织进行处理，才能获得良好的效果，从而保持牙周组织健康，延长牙齿在口腔内的寿命，维持牙列的完整性，促进全身健康。

经过牙周基础治疗后，如果深牙周袋还存在，提示我们单纯进行刮治和根面平整难以彻底清除深牙周袋内的菌斑。对于仍然存在 5 mm 以上的深牙周袋，且检查有出血，或者后牙根分叉病变区的牙石难以彻底清除的患者，需要考虑进行牙周翻瓣手术清除病变组织，即在直视下，针对暴露病变的根面和根分叉，彻底刮净牙根表面的牙石、菌斑及炎性肉芽组织、平整根面，利于口腔健康维护。

牙周炎在经过基础治疗后，炎症可以得到初步控制，但疾病造成的骨形态缺陷和不良外形仍存在，不良外形促进菌斑堆积，患者难以进行自我菌斑控制，易引起炎症的复发，此时需要通过手术修整软硬组织缺陷和不良的外形，便于患者进行自我菌斑控制和口腔卫生的维护。

最后，应强调的是，如果复查时局部炎症和病因尚未清除，患者不能进行良好的菌斑控制，则不宜立即进行手术治疗，需要进一步去除局部刺激因素，教会患者菌斑控制方法，择期再由牙周医生综合评估后决定是否可以手术。

（作者：赵丽萍　胡文杰）

有的患者还需要做牙周手术，什么是牙周手术？为什么要做牙周手术？

大多数的轻、中度牙周炎在经过彻底的洁治、龈下刮治和根面平整等基础治疗后能够得以控制，治疗后患者可以发现刷牙、咬硬物出血及晨起唾液中出现血丝的现象消失，牙龈变成粉红色、边缘菲薄、紧贴牙面，口腔异味减少等。在龈下刮治后患者进行自我菌斑控制（包括刷牙，使用牙线、牙缝刷等邻面清洁工具）结合定期的牙周维护治疗，就可以使牙龈长期处于相对较为健康的状态。但是，当牙周炎发展到比较严重的阶段后，单纯依靠洁牙、龈下刮治和根面平整等非手术治疗手段不能够完全消除牙周炎症，还需要通过牙周手术的方法恢复牙周健康。

那么，什么是牙周手术呢？牙周手术是牙周治疗的高级阶段，主要是针对基础治疗不足以解决的牙周复杂问题。

一类手术叫牙周基础性手术，其目的是彻底控制炎症和纠正牙周软硬组织的不良形态，在局部麻醉状态下，切开患牙周围牙龈，切除牙龈内部的炎症病变组织，暴露出患牙的牙根面和骨面，使医生在直视的状态下更为彻底地清除牙根面上的牙菌斑、牙石和病变组织，从而缓解牙周炎症。同时，牙周炎会导致牙槽骨发生不规则的吸收形成不良骨形态和牙龈形态，容易导致牙菌斑堆积，增加患者清理牙菌斑的难度及牙周炎的复发风险，牙周基础性手术的另一个目的就是在术中修整不良的骨及牙龈外形，建立具有生理外形的、利于菌斑控制和口腔卫生维护的软硬组织形态。

另一类手术叫牙周再生性手术，针对部分罹患牙周炎患牙周围骨缺损，可以在手术中彻底清创后，植入人工骨粉来促进牙周组织的再生，达到部分重建因牙周炎所造成的已破坏牙周组织的目的。

此外，还有一部分牙周相对健康的患者存在特定形态的牙龈退缩、唇（颊）系带附着位置异常及牙冠过短等问题，也需要接受特定的牙周手术，即牙周成形手术，以达到恢复根面牙龈覆盖、矫正系带附着异常、延长牙冠等目的。由于重度牙周疾病会导致牙齿丧失，修复缺失牙齿的种植牙技术也是牙周手术的重要内容。

需要指出的是，牙周手术是在门诊就可完成的手术，手术创伤及痛苦较小，不需要住院，术后第二天一般就可以正常工作学习，因此，需要进行牙周手术的患者不必过于忧虑，只需在正规医疗机构由合格的牙周医生为您设计和实施牙周手术方案，积极配合医生治疗，就可以获得牙周健康。

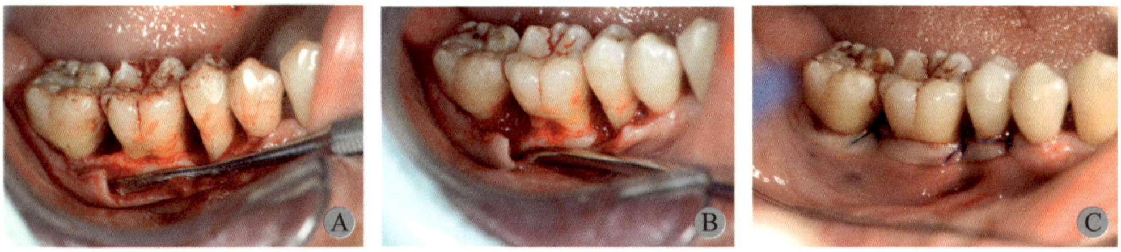

A：局部麻醉下切开牙龈，暴露患牙的牙根面和骨面并进行彻底清创；B：修整不良骨形态和牙龈形态；C：牙龈瓣复位，缝合。

牙周翻瓣和骨成形手术过程

（作者：王翠　胡文杰）

牙周炎患者牙槽骨吸收了，那有没有办法能让牙槽骨再长回来呢？

我们知道，牙槽骨是牙齿的“地基”，牙根周围有牙槽骨的“包绕和支撑”才能使牙齿稳定地发挥咀嚼功能，而牙周炎症主要侵蚀破坏的就是牙周支持组织，也就是牙槽骨。随着牙周炎症的进展，牙槽骨逐渐被破坏吸收，包绕牙根的“地基”疏松、塌陷了，牙齿变得越来越不稳定，咀嚼功能下降，最终发展为牙齿松动、脱落。

那么，牙周炎破坏侵蚀掉的牙槽骨是否有办法长回来呢？值得欣喜的是，目前有些类型的牙槽骨缺损是可以通过一些治疗手段使其“长回来”的，我们需要根据不同情况而定。但无论是哪种情况，我们首先需要通过牙周基础治疗（洁治、刮治和根面平整等）来初步控制炎症，防止其进一步继续破坏牙槽骨。

当牙周炎导致牙槽骨破坏，形成了垂直型的骨缺损或者凹坑状的骨缺损时，理想的情况是我们能将这个“沟”或“坑”填平。但是，实际上能否填平取决于这个“沟”或“坑”的形状、大小、范围、位置等，这时需要牙周医生的专业判断。倘若符合条件，牙周医生将采取针对性牙周手术。我们称这类试图恢复牙周支持组织的手术为再生性手术。弥补缺失的牙槽骨，一般临床上用得最多的是现成的骨替代材料（商品化的生物材料），俗称骨粉。手术中牙周医生对手术部位进行彻底清创后，将“骨粉”放入骨缺损处，术后通过观察 X 线片的变化及临床情况来观察骨再生情况。

但倘若牙周炎造成的是牙槽骨水平型的吸收，换句话说，牙槽骨的整体高度在下降，这种情况下，我们无法恢复牙槽骨的原有高度，我们只能通过定期牙周维护，保持良好的口腔卫生，维持现有的牙槽骨高度，防止牙槽骨高度进一步丧失。

整体而言，经过了规范的口腔卫生“大扫除”以后，有些因炎症破坏而形成的牙槽骨缺损，牙周医生可以通过再生性手术使其恢复或改善。

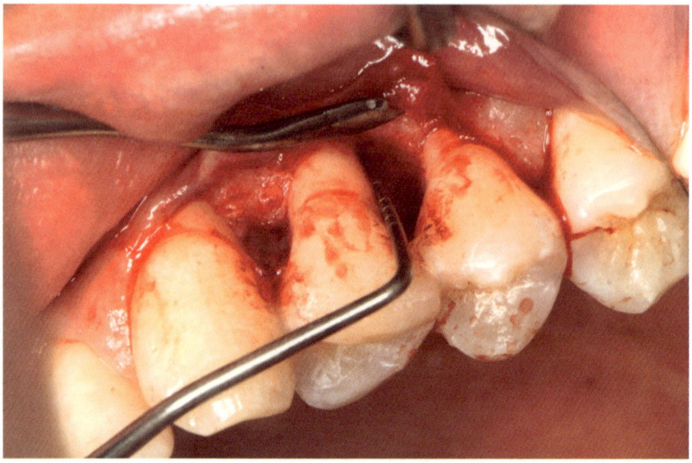

牙周再生性手术中可见牙槽骨角型骨吸收

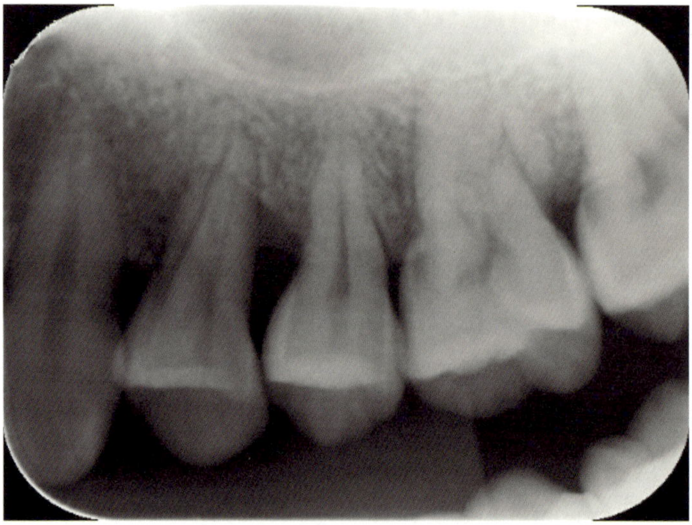

牙周再生性手术前存在角型骨吸收

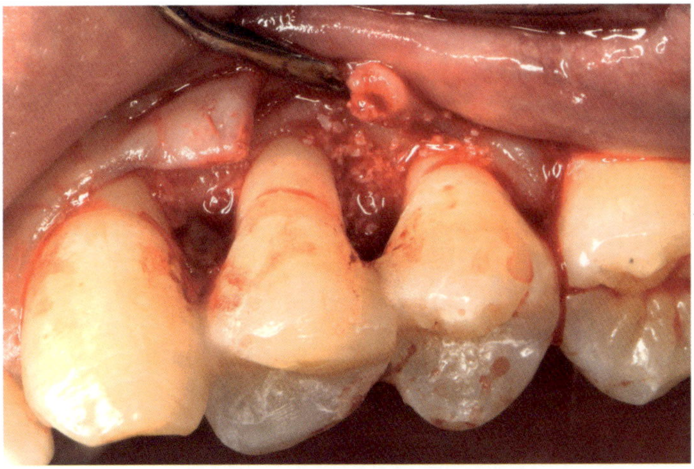

牙周再生性手术中植入人工骨粉

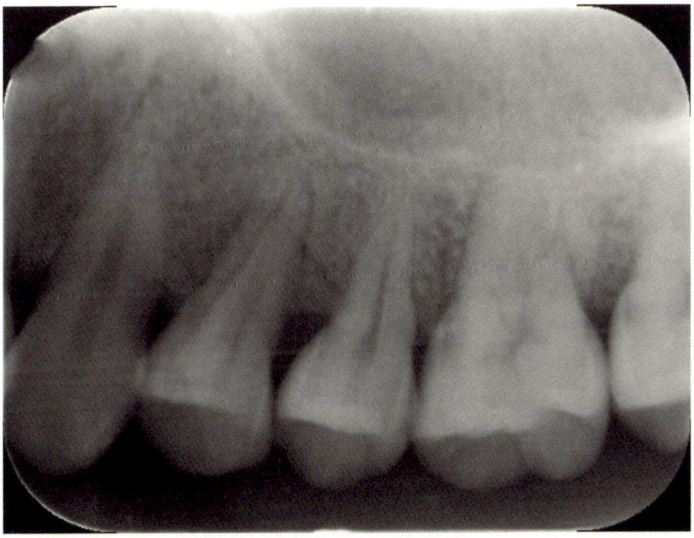

牙周再生性手术植入人工骨粉后

（作者：曹洁　胡文杰　部分图片提供：危伊萍）

牙齿摔掉了一半，牙根还能留下来吗？

牙齿受到外伤折断后如何处理是大家十分关心的问题。医生会根据具体情况加以具体分析。如果牙齿磕掉一部分后，剩下的牙根足够“强壮”，那么就可以通过牙齿修复的方法得以保留。如果牙齿折断后，剩余的牙根摇摇欲坠，则不能保留，需要拔除后修复。那么牙齿折断后能不能保留要考虑哪些因素呢？

如果牙齿折断部分较小，没有断裂到牙龈下方，并且没有暴露牙髓，即“牙神经”，剩下的大部分牙齿“稳如泰山”，可以直接通过简单的树脂充填或修复治疗恢复牙齿完整的结构、形态和健康，从而发挥作用。

如果牙齿断片较大累及到“牙神经”，但牙根粗壮稳定时，则需要先进行完善的根管治疗，即大家常说的“杀神经”治疗，在此基础上用全冠或桩核冠修复牙齿外形来恢复功能。

如果牙齿断裂位置位于牙龈下方过深，医生则无法进行牙冠修复，若直接进行牙冠修复则会影响牙周健康导致牙龈炎症、红肿、出血，甚至是牙槽骨的吸收，危害牙齿健康及寿命。此时，需要在牙冠修复前进行牙冠延长术，切掉一定量的牙龈并去除相应的牙槽骨以暴露健康的牙齿结构，使未来修复的牙冠能有正常牙根结构支撑，有利于牙齿修复。牙冠延长术是针对外伤、龋齿等复杂问题的一类牙周成形手术，临床上很普遍，是保存牙根和重新牙冠修复的一个重要步骤，通过保存牙根减少牙齿丧失，以发挥牙列功能。

如果牙齿劈裂过深，为了暴露边缘而需要切除过量的牙龈和骨组织，导致牙齿稳固性差、与邻牙不协调、使用寿命短等情况下，则不宜进行牙冠延长术，此时往往需要拔除后采用种植牙或其他镶牙方式修复缺失牙。

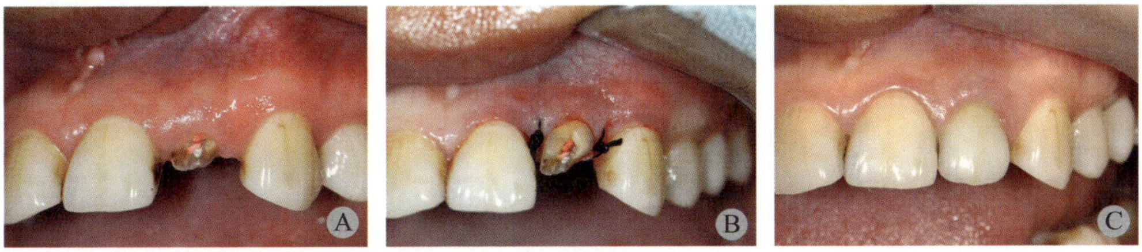

A：上侧切牙折断后的残根；B：牙冠延长术后创造修复机会；C：保留断根后烤瓷冠修复恢复功能和美观。

牙冠修复

（王翠　胡文杰）

牙龈萎缩影响美观，有什么办法能治疗吗？

在日常门诊中，一些患者因为牙龈退缩影响美观，或者牙根暴露导致牙齿冷热敏感，或者食物嵌塞才来就诊，希望通过牙周治疗解决上述困扰。医生必须经过相关检查，才能答复患者是否能通过治疗让牙龈“长”回来。

那么，什么情况的牙龈退缩可以通过治疗得到恢复呢？首先我们要对牙龈退缩的原因进行判断，牙周炎引起牙槽骨吸收和刷牙等机械刺激是导致牙龈退缩比较常见的原因。但无论是哪种情况，我们都需要先进行必要的牙周基础治疗来控制炎症，然后分析找到造成牙龈退缩的具体原因，针对性地进行治疗。

如果是因为牙周炎导致牙槽骨吸收，牙龈出现红肿等炎症表现，经过完善的牙周治疗后龈缘和牙龈乳头消肿出现退缩，这种情况目前没有很好的方法可以将整体牙龈恢复到原本的位置上。这种类型牙龈退缩的根本原因是牙槽骨吸收了，整体牙槽骨水平高度下降，而牙龈就好像穿在牙槽骨上的衣服，骨肉相连，牙龈势必要跟着牙槽骨一起下降。与平地难起高楼的道理相同，针对牙槽骨吸收导致的牙龈退缩情况，临床上试图重新增高牙槽骨和牙龈是不牢靠的。因此，大家的着眼点应是通过良好的自我菌斑控制和定期牙周检查来预防牙周炎的发生，避免出现牙龈退缩。

如果由于刷牙方法不当等导致牙龈退缩，又只是出现在牙齿的唇颊面，这种情况可以通过手术让牙龈“长回来”。当然，首先要控制牙周炎，同时也需要改变刷牙方法等避免牙龈退缩进一步加重，之后则可以进行根面覆盖的手术了，给暴露的牙根表面穿上新的“衣服”，穿“衣服”专业上即所谓膜龈手术。我们要把退缩的牙龈往冠向拉，并挂在邻面的牙周组织上，这种手术的前提条件是邻面的牙龈乳头高度没有下降，只有这样才有可能将唇颊面退缩的牙龈拉高至原本的位置上。俗话说“缺什么补什么”，现在治疗牙龈退缩的经典手术方法为从患者口腔上腭部位取一块牙龈结缔组织，将其移植到出现牙龈退缩的位置，同时将原来退缩的牙龈进行充分松弛往冠方拉并盖到移植物表面，最后进行缝合固定，最终出现退缩牙龈恢复如初，裸露的根面得以覆盖。

综上所述，并不是所有类型的牙龈退缩都能通过牙周手术得到恢复，建议患者到正规医疗机构就诊了解牙龈退缩的原因，掌握正确的刷牙方法、积极治疗控制炎症、定期维护复查，以预防进一步牙龈退缩；同时，通过专科检查确定是否采用牙周膜龈手术来改善和解决牙龈退缩问题。

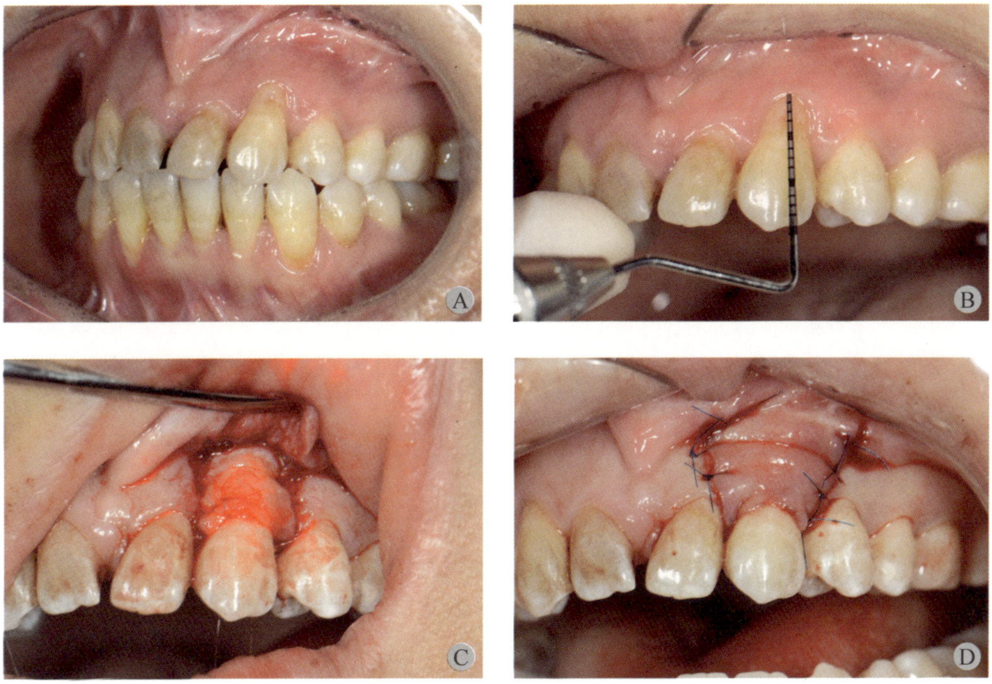

A、B：术前牙龈退缩；C、D：术中结缔组织移植 + 冠向复位。

牙龈退缩术前术后

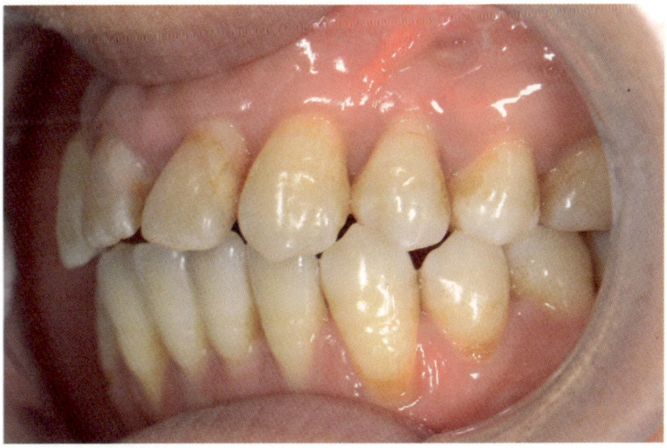

根面覆盖术治疗牙龈退缩（术后 3 个月）

（作者：张艳玲　胡文杰）

得了重度牙周炎，牙有松动，个别牙还掉了，能治好吗？

作为口腔两大疾病之一，牙周疾病在我国发病率很高，牙周炎的患者多达数亿人。由于大多数牙周炎的病程进展缓慢，一般历经十余年以上，且牙周炎进展一般缺乏直接引起患者重视的急性症状，因此当患者感觉牙缝变大了、牙齿有松动、咀嚼无力，甚至牙周出现脓肿或牙齿脱落时，才会到医院就诊，此时疾病已发展到重度牙周炎的程度。据不完全统计，前来北京大学口腔医院就诊的牙周炎患者中，20% ～ 30% 的首诊患者已属重度牙周炎，并有牙齿的脱落，极大地影响了患者的生活质量。

那么，得了重度牙周炎，牙有松动，个别牙还掉了，能治好吗？答案是肯定的。

对于包括重度牙周炎在内的牙周疾病，国内外牙周病学界历经 100 多年的努力，在控制牙周炎的进展、恢复牙齿的功能与美观方面创造了多种手段和先进的方法，并且取得了良好的治疗效果。临床上，诊治重度牙周炎一般需要从以下四个方面入手。

对牙周炎症的控制

对牙周炎症的控制是后续治疗的基础和先决条件，正如盖房，必须先打好地基，否则盖起的高楼必然摇摇欲坠。我们可以通过洁治（俗称“洗牙”）、刮治和根面平整等基础治疗来控制炎症。必要时，还可以通过牙周手术的方法彻底清除感染，使牙槽骨和牙龈破坏状况得到一定程度的控制和恢复。在此过程中，除了规范的牙周炎治疗，还需要患者的积极配合，使用牙刷、牙线正确而有效的清洁牙齿，只有医患双方共同努力，才能阻断牙周炎的进展，让疾病破坏过程停下来，继续发挥牙齿的功能，同时为后续的治疗做好铺垫。

对移位和松动牙齿的调整

由于牙周炎的破坏，牙周组织对牙齿的支持能力减弱，重度牙周炎的患者经常出现牙齿的移位和松动，这会产生以下几方面的影响：①牙齿咬合关系异常，影响吃东西的效率；②牙齿受力异常，使牙齿松动加重；③牙齿位置异常，增加了镶假牙的难度；④门牙前突、牙缝变大，影响美观等。因此，调整移位牙齿的位置十分重要，我们可以采用矫正牙齿的办法来将牙齿排齐。针对牙周炎患者的实际情况，口腔正畸医生可以运用多种方法来做矫正治疗，但必须在牙周炎症得到控制后才能进行。

对缺失牙的修复

重度牙周炎患者往往已经有了数目不等的牙齿缺失，这些牙齿需要及时修复，一方面可以恢复口腔的功能和美观；另一方面也能减轻其他余留牙齿的负担。缺失牙修复的方式有很多种，如使用固定假牙、活动假牙，它们各有优缺点。而种植牙技术由于具有多种优点，逐渐被广泛应用，其主要是通过模拟天然牙的形态起作用，以植入骨中的人工牙根为支撑，具有不损伤其他牙齿、功能恢复好、舒适美观等优点。对于重度牙周炎的患者，需要多方面考虑，确定适合该患者的最佳修复方式。

定期的维护

无论是天然牙，还是假牙和种植牙，都需要定期的维护才能保持长久的健康，良好的口腔卫生习惯和定期维护复查缺一不可。

总而言之，重度牙周炎患者虽然病情较重，治疗较为复杂，但通过规范的治疗加上患者积极的配合，是能够恢复健康、达到重建口腔功能与美观效果的。给患者的提示：重度牙周炎，可控可治勿悲观！

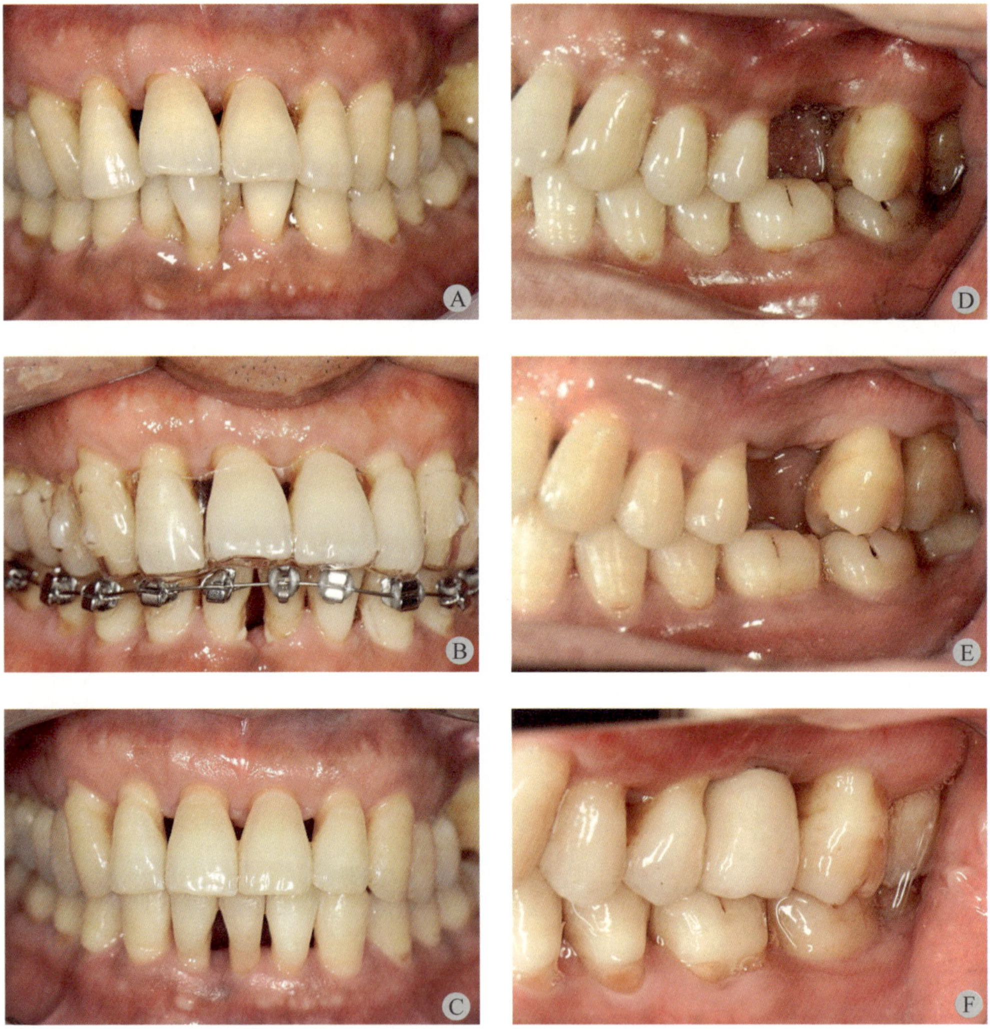

A、D：中重度牙周炎基础治疗控制炎症后效果；B、E：牙周系统治疗中的正畸治疗（治疗中及正畸结束后）；C、F：正畸治疗结束后，行缺失牙种植修复前与后。

中重度牙周炎的系统治疗过程

（作者：胡文杰）

牙周疾病重在控制和维护

平时应该怎么预防牙周疾病呢？

随着口腔健康知识的普及，越来越多的患者认识到牙周健康的重要性及牙周疾病的危害。在临床接诊患者的过程中，患者普遍关心的问题就是日常能做些什么可以预防牙周疾病呢？简而言之，三句话“防微杜渐”“早发现、早诊断、早治疗”“消除炎症，控制疾病发展”。

防微杜渐

对于那些还没有发生牙周疾病的人群，建议接受专业的口腔卫生指导，了解如何选择牙刷、正确的刷牙方法及如何配合使用邻面清洁工具等，进而能够很好地掌握并进行有效的自我菌斑清除。大家除了日常生活中要好好刷牙，使用牙线，别忘了还要定期看口腔医生，进行全面的口腔检查并接受预防性洁治，医生可通过专业的手段帮助大家彻底清除自身无法清除的牙菌斑。大家可能会问：“我每天按照医生教的方法特别认真的刷牙，同时还坚持使用牙线和冲牙器，为什么还要预防性洁治？”牙周医生在每天的工作中都会被患者问到这个问题，其实这是一个特别容易回答的问题。就好比虽然大家每天都会随手收拾房间，擦桌子、擦地，但每个家庭仍要定期进行彻底的大扫除，以把平时不大能清扫到的边边角角打扫擦拭干净。这就是预防性洁治的作用。

早发现，早诊断，早治疗

这是针对那些已经患有牙龈炎或早期牙周炎的患者来说的。如果大家留心观察，会发现口腔已经发出“警示信号”，如刷牙时牙龈出血、牙齿舌侧或者颈部有些刷不掉的牙结石、口腔异味、牙龈变得轻微红肿等。在这个阶段，牙齿表面那些软性的细菌团块已经逐渐变硬，形成了刷牙无法刷掉的牙石，只有通过医生专业的治疗才能和这些顽固的小牙石说再见。

消除炎症，控制疾病发展

即使有些患者由于没有及时就诊和定期维护，牙周疾病已发展到了中晚期，也不要放弃，医生还有很多办法（包括牙周刮治和多种牙周手术）可以帮大家消除炎症，控制疾病发展，尽量保留牙齿。对于已有牙齿缺失的患者，要及时修复失牙，让更多天然牙和少部分假牙（种植牙）共同发挥口腔功能。

总之，再次强调大家应养成每半年或一年到正规医疗机构做一次口腔检查的习惯，接受口腔卫生指导，发现疾病，及时治疗。做到无病早防，有病早治，终身维护，保持口腔健康！

（作者：张艳玲）

彻底系统地治疗了牙周疾病，为什么还要定期复查?

牙菌斑是引起牙周疾病的始动因素，控制好菌斑是治疗牙周疾病的基本措施，也是每个人应做好的一项工作。即使牙周疾病已经治疗结束，菌斑控制仍是长期的防治措施。

因为牙菌斑是不断形成的，所以控制菌斑是需要坚持的事，但是不少患者在治疗取得明显效果后，便以为治好了病，以至于对自己口腔卫生的维护开始放松，不再坚持正确的刷牙方法，也难以坚持每天用牙线等工具仔细地清除菌斑，这大大增加了牙周疾病复发的可能性。

此外，牙周炎患牙某些部位的菌斑并不容易清除，如牙龈退缩造成的较大牙缝及暴露的牙根表面等，因此，非常有必要定期由专业人员进行彻底的清洁。

科学研究表明，牙周治疗的效果与定期维护复查关系十分密切。有研究显示，牙周疾病患者的缺失牙数与维护治疗的间隔期呈正相关，牙周治疗后十年内定期进行维护治疗的患者，其牙周整体状况优于未定期进行维护治疗的患者，通过定期维护治疗不仅可预防或减少牙周疾病复发和牙齿的缺失，也能及时发现和处理其他口腔疾病和不良状况。

那么究竟应该多长时间进行一次牙周专业维护呢？一般而言，医生会根据患者的牙周疾病严重程度、口腔卫生状况、全身健康状况及其他牙周危险因素等情况，个性化地制订每个患者的复查间隔计划。正常每半年进行定期检查和维护，有的患者重度牙周炎，复查频率要更高些，有的患者病情轻，日常卫生措施良好，也应至少一年进行一次。

总之，牙周疾病阶段性治疗结束后，患者需要定期去正规医疗机构复查，才能保持长久的治疗效果。

（作者：危伊萍　胡文杰）

牙周疾病和身体多器官的疾病关系

我们知道，牙周疾病会让口腔流血流脓、出现口臭，牙齿逐渐松动，咀嚼无力，甚至引起牙床脓肿、疼痛，直至拔除牙齿。许多人觉得它对人体健康的影响最多只是掉牙而已，事实上牙周疾病的影响不仅仅如此！

近年来，多个领域的医学专家们已普遍认识到，包括牙周疾病在内多种口腔疾病，对全身健康、面部美观、心理健康和社会经济等的影响也是不容忽视的。以对全身健康的影响为例，牙周感染对动脉粥样硬化、缺血性心脏病、心肌梗死具有潜在影响，口腔感染还会引起急性或亚急性感染性心内膜炎；糖尿病患者如果患有牙周疾病，会降低胰岛功效，不利于血糖控制；牙周疾病导致牙齿缺失后，咀嚼功能降低，造成偏食和食欲不振等，导致胃肠消化吸收减弱，机体营养不良，生长发育受到影响；牙周疾病引起的咬合关系紊乱可引起顽固性病侧偏头痛、持续耳鸣、肩颈痛，严重者甚至导致传导性耳聋。老年人拥有完整的牙列对保持老年人的记忆力和减少老年性痴呆起到重要作用。

由于牙周疾病对多种全身疾病的影响，一些发达国家因此改变了医疗保险的策略，即保险付费的重要前提是定期进行牙周疾病检查和治疗。这对我们今天牙周疾病的防治是很好的借鉴。

国内一些专家学者们也越来越关注口腔疾病与全身健康和生命质量的关系，并向全社会发出呼吁，重视口腔健康、促进全身健康！可以说，牙周疾病和身体多器官疾病关系十分密切！牙周疾病的危害远不止于掉牙！

（作者：胡文杰）

牙周疾病患者的种植治疗

因为牙周炎而掉牙，能做种植牙吗?

牙周疾病是人类最常见的口腔疾病之一，我国是牙周疾病患病大国，据第三、第四次全国口腔健康流行病学调查数据显示，我国 85% ～ 90% 的成年人存在不同程度的牙周问题。牙周疾病导致牙齿脱落，或因无法保留而拔除患牙，可否采用种植治疗来进行缺失牙修复呢？答案是肯定的。针对牙周疾病患者，通过种植治疗来修复缺失牙有一些不同于其他修复方式的优势。

众所周知，以慢性牙周炎为例，一旦其发展到中晚期，部分牙齿丧失后，余留的天然牙齿往往需要承担每天必要的咀嚼功能以满足正常生活，处于“过负荷”状态。若采用其他的修复方式，天然牙齿除了需要发挥自身的“过负荷”功能以外，还需要满足“基牙”的功能，即成为假牙的“靠山”和“桥墩”，长此以往，这些余留的天然牙不堪重负，加之原有的牙周破坏，可能会导致余留天然牙加速破坏，更快缺失。

而采取种植牙修复的方式，则可以独立发挥咀嚼功能而无须借助相邻自然牙作为“靠山”和“桥墩”。另外，种植牙修复因为功能迅速恢复可以减轻天然牙的咀嚼负担，有助于这些余留天然牙的牙周组织愈合、恢复健康，与种植牙共同承担口腔功能。

牙周疾病患者种植修复难点在哪？要获得种植治疗的成功，不可否认，牙周疾病患者需要在时间和经济上付出更多。

必须有健康的口腔环境

要积极控制好口腔内余留天然牙齿的牙周炎，通过去除菌斑和牙石，使口腔内余留牙的牙周组织恢复健康。余留天然牙的牙周健康状况越好，则种植牙成功率越高、寿命越长！

需要创造种植牙的地基条件

由于牙周疾病导致牙齿丧失的缺牙区，往往因为原有炎症迁延不愈、牙槽骨存在缺损等，使得缺失牙后种植治疗需要的“牙床”条件（包括硬的骨组织和表面软组织）塌陷和不足，给种植治疗带来了困难，临床处理中需要全面检查和评估，包括 X 线片和 CT 的检查，决定在种植治疗前是否需要进行骨和软组织的增量手术，以创造种植治疗的基础条件。这好比一栋高楼的建造，必须有扎实的地基为前提！

牙周疾病患者的种植牙修复后，规律和定期的健康维护格外重要

以往研究表明，牙周疾病患者要保持长期成功的种植治疗效果，不但要很好地控制余留天然牙的牙周炎症，给种植牙一个良好的口腔环境，避免其他牙周炎患牙牙周袋内的微生物传播到种植牙，同时要规律地去除种植牙周围菌斑、维护好种植牙健康。

可以说，牙周疾病患者缺牙种植修复的有效的效果，牙周疾病患者缺牙修复不是梦！

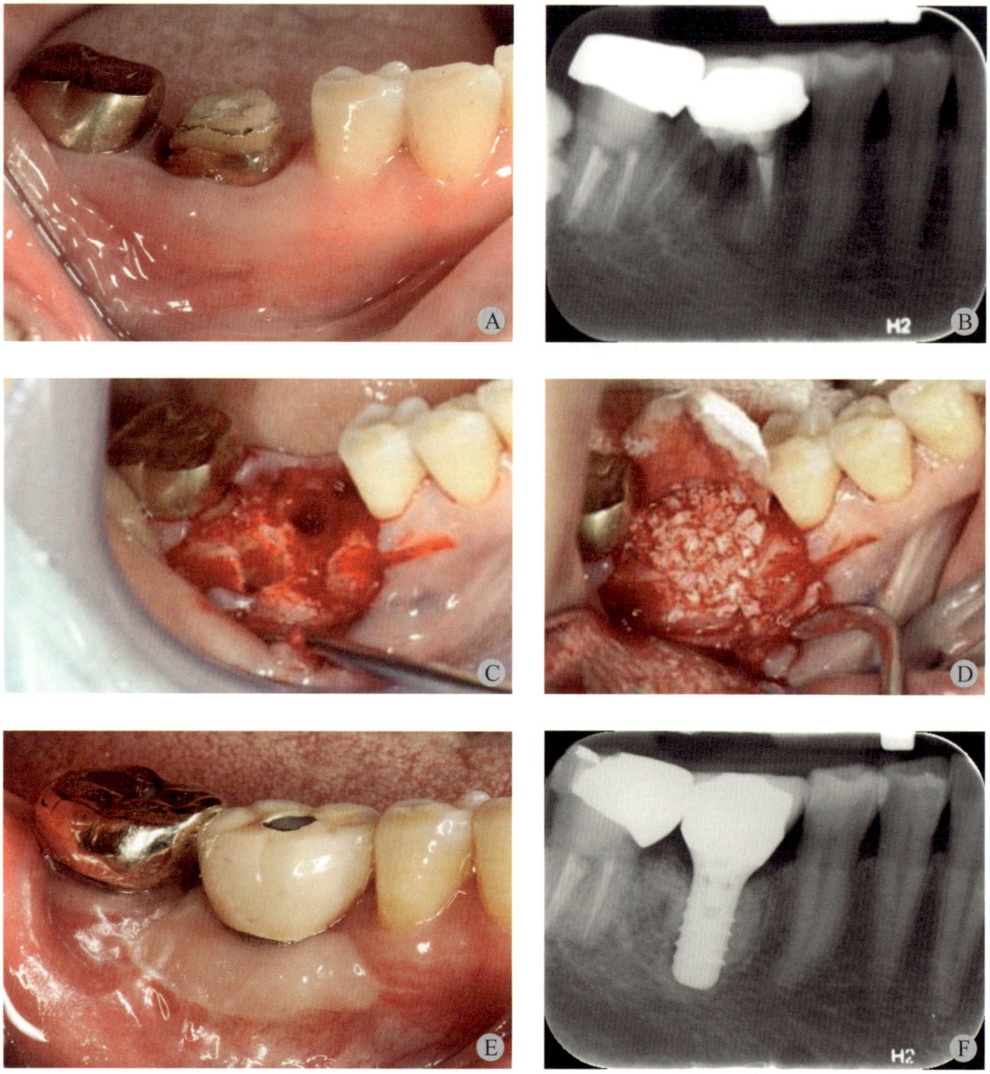

A：牙周牙髓联合病变；B：去除牙冠前的 X 线片；C：拔除治疗无望的下磨牙；D：拔除患牙后充填骨材料“打好地基”；E：62 岁女性种植牙后 5 年功能良好；F：在好的地基上种植牙与牙槽骨结合良好。

牙周牙髓联合病变患者拔牙进行位点保存和种植治疗效果良好

（作者：胡文杰）

牙周炎患者进行种植治疗后还需要定期维护吗?

很多人以为种植治疗是一劳永逸的，种植完成后就是“金刚不坏之身”，可以随意使用，不会像天然牙那样有蛀牙和牙周炎的烦恼，也不需要像天然牙一样定期维护。这是绝对错误的！牙周炎患者种植治疗后一定需要定期维护。

种植牙也会发炎，像天然牙的牙周炎一样，只不过被称为“种植体周黏膜炎”和“种植体周炎”，分别和天然牙的牙龈炎及牙周炎类似。种植牙跟天然牙一样，是靠牙龈软组织和牙槽骨支持的。如果种植体周围软组织和牙槽骨有炎症，出现跟牙龈炎和牙周炎的症状如牙龈红肿、流脓等相似的症状，就会退缩和吸收，从而失去对种植牙的支持，导致种植牙松动。种植体周黏膜炎是仅仅局限在种植体周围黏膜的炎症，这种情况下需要及时治疗，是可以恢复正常的。而种植体周炎则是种植体周围炎症侵犯了牙槽骨，导致牙槽骨吸收，这个时候病变是不可逆的，治疗效果也更差。

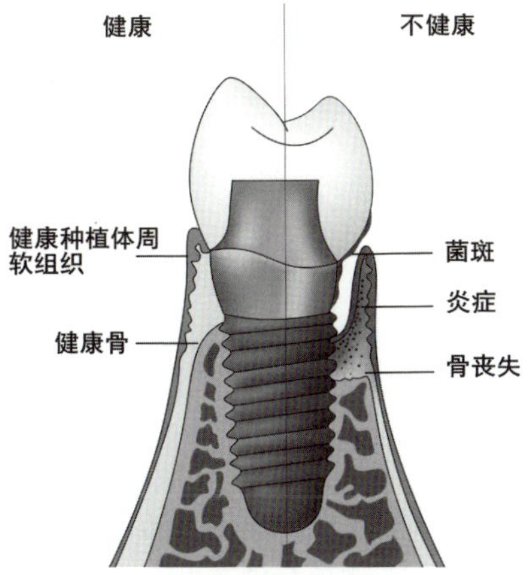

健康的种植体和发炎的种植体

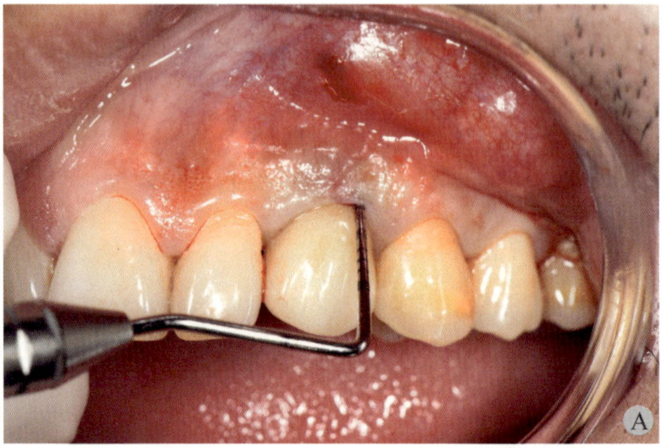

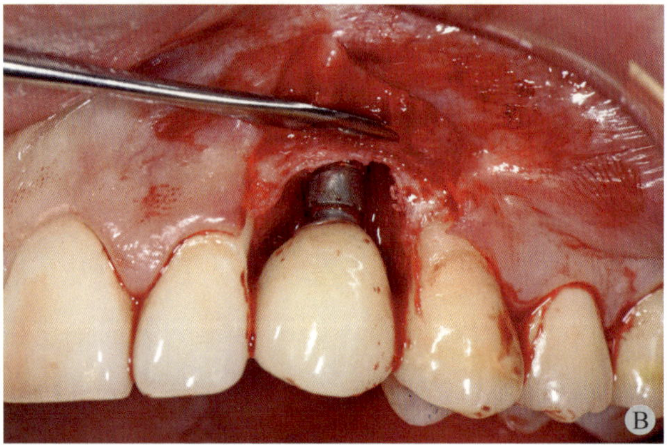

A：植体周探诊检查；B：术中清创后可见植体周牙槽骨吸收。

种植体牙周炎治疗

牙周炎患者罹患种植体周炎的风险较高。由于种植牙特殊的结构，种植体周炎更容易进展，而且比牙周炎更难控制。因此，预防种植体周的炎症尤为重要，具体来说，除了患者自身对种植牙进行良好的日常清洁外，种植治疗后还需要到正规的医疗机构进行定期维护复查，做到防患于未然。一般来说，通过定期复查和维护，及时发现种植体周黏膜炎，通过治疗能得到纠正。如果没能及时复查维护，发展成为种植体周炎，这个时候治疗成本和难度会大大增加。

种植牙完成后有一定的维护规律。一般在戴牙初期，应该在第 1 个月、第 3 个月、第 6 个月时复查，向医生反馈种植牙的使用情况并做必要的调改。一般在种植牙使用了 6 个月、12 个月时需要通过 X 线片做进一步检查。在患者使用种植牙一年以上，因其对种植牙越来越习惯，定期复查这件事就容易被忽视，认为牙齿“不痛不痒，没有不舒服”，就不用复查了，这是非常错误的！

种植牙从成功走向失败有一个过程，定期复查是及时调整和挽救种植牙的最佳方法。如果长时间不复查，种植牙出现问题并向不好的方向发展，患者自己却不知道，等到病变严重到不可逆的程度时再求医，医生也无力回天，所以说，定期复查非常重要。当然，如果您自己发现种植牙有什么不适，如牙龈红肿、种植牙冠松动和牙冠破损等，更应该及时和医生联系，进行复查。

还需要注意的是，全身的健康状况不能忽视。全身健康对种植牙的未来也有至关重要的影响。不健康的生活方式、全身性疾病、过大的精神压力、过度焦虑等对免疫系统、内分泌系统的影响也会表现在口腔和种植牙周围的组织上。所以，注重全身健康，重视口腔健康，才能使种植牙长久地为您服务。

（作者：杨刚　张艳玲）

种植牙患者术前术后的注意事项及日常维护的工具都有哪些？如何使用？

要给种植牙一个良好的口腔环境

最好前往正规的医疗机构检查全部牙齿，清洁牙齿表面和深层的菌斑、牙石。对于有吸烟习惯的患者，建议开始戒烟或者逐步减少至不吸烟。良好的口腔环境，才能让您的种植牙长治久安。

要遵从医嘱

种植手术是在门诊手术室进行的，无须住院，医护人员无法 24 小时严密观察，因此需要患者自己注意全身状况和口腔卫生，包括术前控烟或戒烟，调整全身状况（血压、血糖等），保持口腔卫生，遵医嘱术前用药等；术后拆线前进食温软食物，手术区域最好不要咀嚼，不能刷牙，需要使用漱口水进行清洁。另外，术后必要时需要服用抗生素。其他部位的牙齿可以正常刷牙清洁。

完成修复（戴牙冠）后的注意事项

从佩戴后第二天开始可以咀嚼软的食物，到 1 个月可逐渐适应正常咀嚼，这需要一个慢慢适应的过程，且应按照种植牙维护要求，定期复查。

种植牙与天然牙一样，需要日常清洁护理

清洁护理的工具不外乎以下几种。

（1）牙刷。最重要的清洁工具，应选择合适的刷牙方法清洁全口牙齿。

（2）牙线。每天使用牙线清洁相邻牙齿接触面（邻面），早晚各一次，确保所有牙齿邻面都要清洁到。

（3）牙间隙刷。在牙间隙较大的部位建议使用牙间隙刷清洁牙缝，使用时分别贴紧牙缝两侧牙面做内外方向拉锯式运动。

无论使用牙线还是牙间隙刷，清洁深度应尽量达到牙龈下，以不引起疼痛为宜。以上 3 种是最常用的清洁工具，同样适用于种植牙的清洁。

对于一些特殊的修复体，还需要其他工具加以辅助。

（1）桥体牙线（膨胀牙线）。桥体牙线是硬质材料与软质材料连接的牙线，使用方法类似牙线，通常在联冠修复体使用，用牙线的硬质头端通过牙龈与牙冠上端接触的缝隙，再用软质牙线做水平运动，贴紧清洁牙冠和牙龈之间的缝隙。

（2）冲牙器（水牙线）。利用脉冲水流的冲击力量清洗牙缝内的食物残渣和松散菌斑，但已经附着在牙面的菌斑无法被彻底冲洗掉，仍然需要配合机械力量清洁，因此，建议在用完牙线或牙间隙刷后使用冲牙器，或者在一些不方便使用牙线和牙缝刷的部位辅助使用。

需要特别提示，种植牙修复完成后，一定要定期复查，否则种植体周围也很容易发炎，所以最好 6 ～ 12 个月复查一次，让医生对种植体进行专业检查和清洁。

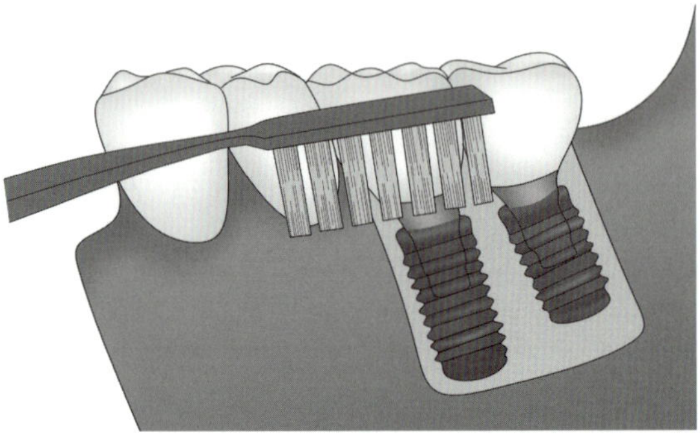

种植牙也需要认真刷牙

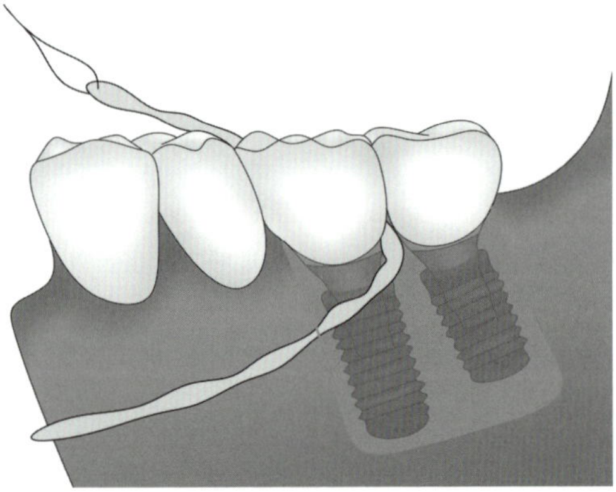

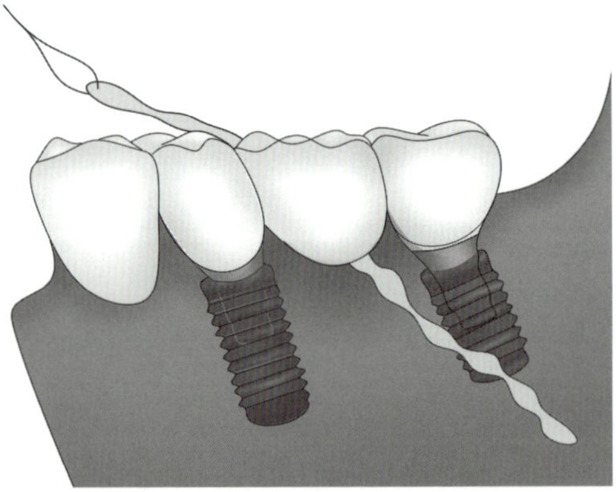

单颗种植牙和多颗种植牙缝隙之间用牙线清洁

（作者：王玲　刘建　杨刚）

第三章
问答篇

牙周疾病的病因及临床表现

Q 医生，我今年才20岁，您说我的牙周炎挺严重，我妈妈也患有严重的牙周炎，她很早就有牙掉了，牙周炎是不是遗传呀？ 另外，您说牙周炎的原因之一是牙龈旁边有细菌，我和父母一起生活，他们嘴里的细菌是否有可能传播给我？

A 牙周炎是一种细菌感染性疾病，牙面上堆积的牙菌斑是牙周炎发生的必需条件，而且是最直接的始动因素。换句话说，没有牙菌斑，一定不会发生牙周炎。反之，有了牙菌斑的堆积，尽管大多数会得牙周炎，但并非每个人都一定会患病，同时，相同的菌斑堆积导致牙周炎的程度也可能各不相同，造成这种现象的原因主要是牙周炎的发生和疾病进展还存在遗传易感性的问题。有科学研究表明，遗传因素是牙周炎的全身易感因素之一，特别是一部分患有重度牙周炎的年轻患者通常存在遗传易感因素。

您年纪轻、牙周炎程度重，而且您的母亲有重度牙周炎，您存在牙周炎遗传易感因素的概率比别的人可能会更高。然而牙周炎的最直接始动因素是牙菌斑，因此，您之所以患重度牙周炎，一定与“牙菌斑的作为”密不可分！从临床检查来看，您的口腔卫生情况确实比较糟糕，牙面上有大量的菌斑牙垢，又从来没有做过牙周治疗。如果您之前一直保持良好的口腔卫生，并能做到定期到正规的医疗机构检查牙周状况和接受牙周治疗，就不会发展成这么重的牙周炎。在这里，我们郑重建议患有重度牙周炎的父母一定要督促孩子好好刷牙，并且及早到正规的医疗机构进行牙周检查和治疗，做到早发现、早治疗，及时去除牙菌斑和牙石，避免遗传易感因素“顺势而为”！

其次，牙周炎由牙菌斑中的细菌所引起，一些研究报告发现重度牙周炎患者口腔中的细菌组成和他们共同生活的亲属有相似之处，特别是中国人共同进餐时没有使用公筷的习惯，在一些农村地区有老人咀嚼完食物喂婴儿的现象，甚至还有一些家庭成员共用一把牙刷等，这些均会一定程度促进牙周致病菌在家庭成员间传播。因此，我们提倡进餐时注意使用公筷，拒绝口－口喂食，每位家庭成员要有单独的口腔卫生用具；另外，除了已患病的成员要治疗牙周炎、定期牙周维护外，建议每位家庭成员都应养成定期进行牙周检查和治疗的习惯。重视牙周健康、做好口腔卫生，从自己做起！

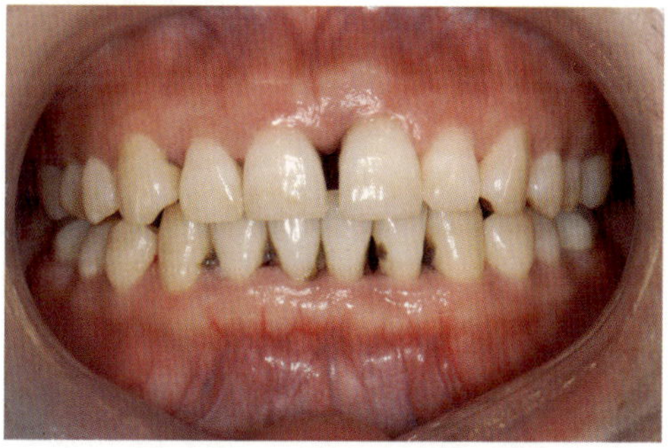

23 岁女性牛某患有重度牙周炎

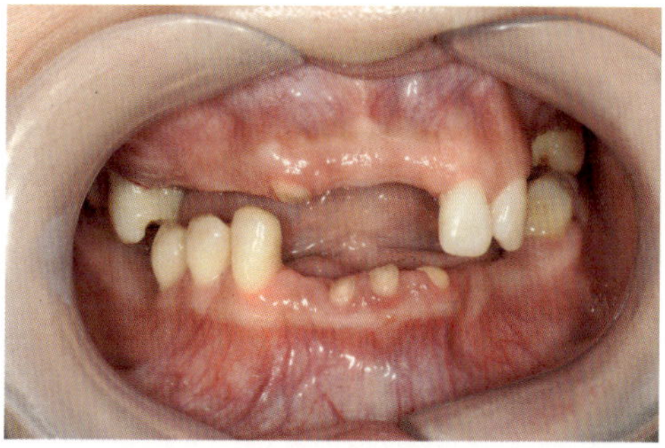

牛某的同卵双生双胞胎妹妹（遗传背景完全相同），同样患有重度牙周炎，因牙周炎缺失多颗牙齿

（作者：冯向辉　胡文杰　图片提供：王宪娥）

Q 医生，我的孩子12岁得了牙龈炎，这个病要紧吗？需要治疗吗？会进一步发展吗？

A 牙龈炎最常见的类型是菌斑性龈炎，菌斑性龈炎是儿童青少年最为常见的一种牙周疾病，该疾病最常见的症状就是牙龈出血。在2015年第四次全国口腔健康流行病学调查数据显示，我国12岁年龄组和15岁年龄组的牙周健康率仅为41.6%和34.8%。青少年人群容易发生牙龈炎的主要因素为口腔卫生意识淡薄、口腔卫生措施不到位导致口腔卫生情况较差，且该年龄段人群处于乳恒牙更替期，牙齿排列不齐，给口腔卫生清洁带来困难。由于牙龈组织是性激素作用的靶器官，该年龄阶段正是青春期，性激素水平的升高也会加重原有的牙龈炎。

该疾病是一类可逆性牙周疾病，预后好，也就是说经过规范的治疗能够使牙周组织完全恢复正常。但患者要注意保持良好的口腔卫生，养成正确刷牙和使用牙线的习惯，并且每6～12个月定期进行复查和治疗，否则容易复发。

牙龈炎的主要治疗方法是通过专业的洁治（俗称“洗牙”）彻底清除牙面上的菌斑和牙石，并去除造成菌斑堆积的局部因素，如不良的牙齿充填体、牙冠等，一些患者还应通过正畸治疗纠正拥挤的牙列，这有助于更好地维护牙列健康。

牙龈炎如果不及时治疗，随着时间的推移，炎症可能会逐渐向深部的牙周组织发展，形成深的牙周袋和牙槽骨吸收，成为牙周炎。尽管不是所有牙龈炎都会发展为牙周炎，但长期存在的牙龈炎一定是发生牙周炎的危险因素。一旦形成牙周炎，不但治疗难度和成本增加，而且牙周炎是不可逆的，治疗效果将会受到影响。

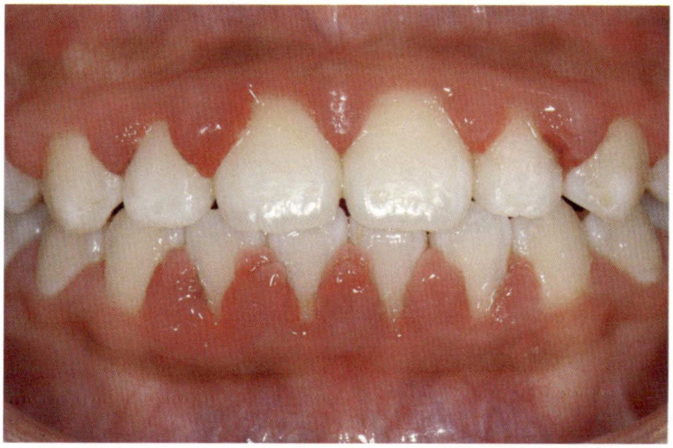

患有牙龈炎的青春期患者，可见牙龈色红、水肿

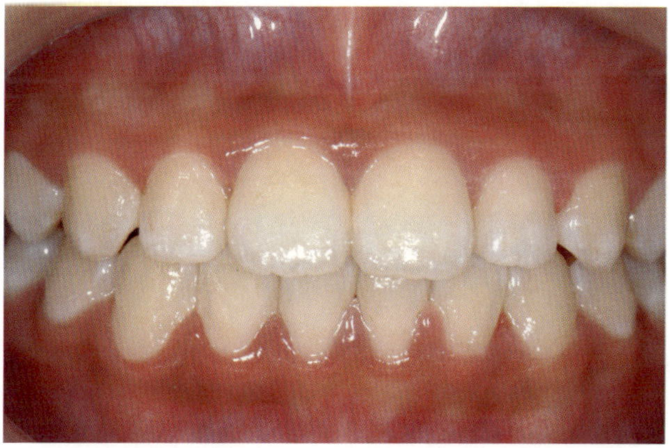

该患者彻底牙周洁治后 3 个月牙龈炎症显著改善

（作者：冯向辉　图片提供：张艳玲）

Q 医生，您说我牙周炎已经比较严重了，可是我自己除了有刷牙时牙龈出血，也没觉得有其他不舒服，怎么判断自己可能得了牙周炎？

A 牙周炎是牙齿的“隐形杀手”，但是这并不代表牙周炎早期没有警示的信号，只是早期的信号经常被人们忽视。

牙周炎典型的早期症状是刷牙出血、咬物（如咬苹果、馒头等）出血，甚至晨起唾液中带血。早期由于刷牙出血时有时无，量又不多，许多人熟视无睹。另外，一些错误的概念，如牙龈出血一定是缺乏维生素导致，以及用某些药物牙膏可以治疗牙龈出血等，也转移了人们对牙龈出血的真正症结——牙周疾病的关注。刷牙时健康牙龈是不会出血的。此外，健康的牙龈应该是粉红色，薄而坚韧的贴合在牙面上。如果牙龈出现暗红甚至鲜红色，牙龈不再紧贴牙面，外形变得圆钝、松软，便可确定牙周疾病的存在。

此外，口腔异味、食物嵌塞也常是存在牙周疾病的征兆。随着牙周炎的进展，患者会出现牙齿咬合无力，牙齿变长（牙龈往牙根方向退缩），牙齿松动甚至移位，牙缝明显变大，牙龈反复“鼓包”肿胀、流脓（牙周脓肿），有些严重的牙周炎患牙甚至出现自行脱落。这些症状说明牙周疾病已经到了比较严重的程度，必须及时到正规医疗机构的牙周专科门诊进行检查和治疗。

任何疾病在早期进行治疗处理时，总能获得较好的效果，牙周疾病更是如此。早发现、早治疗对于牙周疾病的防治至关重要。即使口腔内没有任何症状，也应 6 ～ 12 个月进行定期口腔检查与治疗。

（作者：冯向辉）

Q 医生，您建议我拔智齿是因为顶着前边的牙了，可是我的智齿现在不疼不痒，可以不拔掉吗？什么情况下需要拔掉智齿呢？

A 智齿，学名第三磨牙，从正中的门牙往里数刚好是第8颗牙齿，是口腔里最靠近咽喉的牙齿。智齿是人类32颗恒牙中最后长出的恒牙。人类在进化过程中，由于食物越来越精细，颌骨承受的负担相应减少，导致颌骨骨量不断减少，但牙齿的体积并不随之减小，最终使最后长出来的智齿萌出的空间不足，出现不同情况的倾斜，如近中倾斜（即智齿的冠部向前面倒）、水平阻生（即智齿横着长）、远中倾斜（即智齿的冠部向后面倒）等。

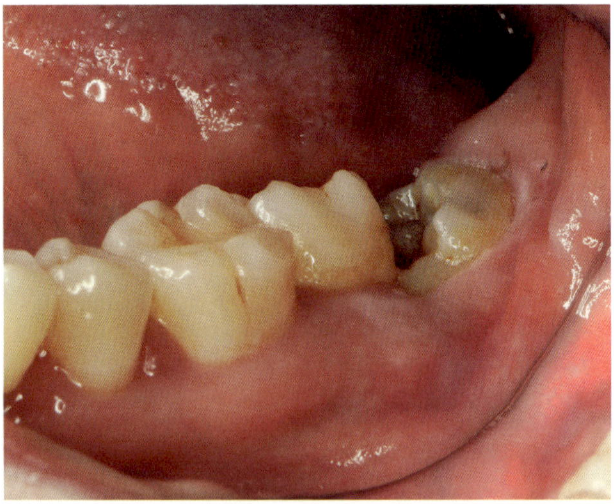

近中阻生的智齿

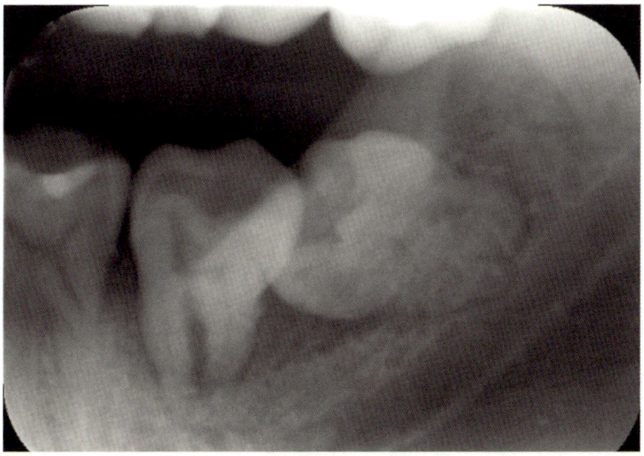

同一患者智齿 X 线片

智齿由于位置异常，其周围经常形成牙龈盲袋、食物残渣和细菌容易积存，易造成局部的炎症，表现为磨牙后区的肿痛和张口受限，也可能有面颊部的红肿，严重时会出现不同程度的全身症状如发热、乏力等，这就是智齿冠周炎。

出现以下情况的智齿症状是建议拔除的。

（1）经常出现智齿冠周炎的阻生智齿。

（2）由于近中或水平阻生侵犯到前面的牙齿，使前面的牙齿（第二磨牙）出现龋坏或容易出现龋坏、牙根吸收及深牙周袋。

（3）智齿虽然已经萌出，但颊向或舌向倾斜错位，容易造成食物嵌塞或咬到颊黏膜。

（4）智齿虽然已经完全萌出，但是对颌没有智齿，也就是说智齿没有对颌牙，不能行使功能。

（5）智齿本身已经出现严重的“虫牙”或严重的牙周炎不适合再治疗。

综上介绍，智齿长出后提倡尽早拔除，以避免对邻牙产生影响。

（作者：冯向辉　图片提供：胡文杰）

牙周疾病的治疗

基础治疗相关问题

Q 医生，我得了牙周炎，我比较关心的问题是牙周炎能彻底治愈吗？牙周炎具体该怎么治疗啊？

A 牙周炎不同于牙龈炎，患牙周炎时已经出现了牙周支持组织的不可逆性的破坏。因此，牙周炎治疗不能彻底使牙周组织恢复正常，而是通过去除病因，消除牙周炎症，使牙周破坏停止，防止病情进一步进展，使牙周组织恢复健康（牙龈色粉红，质韧不出血），并配合修复治疗及必要的正畸治疗重建功能和美观。而且，积极的治疗后仍需要定期找医生复查，防止复发，争取获得长期疗效。

由于牙周炎的始动因素是牙面上堆积的牙菌斑，因此去除菌斑是消除炎症的关键，贯穿于治疗的各个阶段。医生不仅需要用专业的方法（洁治、龈下刮治及根面平整术）清除菌斑、牙石及其他刺激因素，更重要的是教会患者如何正确地刷牙、使用牙线或牙缝刷，使患者养成持之以恒、最大限度地彻底清除菌斑的习惯。

此外，有些中重度牙周炎患牙经过彻底的洁治、刮治及根面平整术后，仍然余留有深牙周袋及牙龈探诊出血，这通常是由于牙槽骨形态异常导致的。因此，这些患牙还需要进一步的牙周翻瓣手术治疗，有些特殊形态的牙槽骨吸收类型甚至可以植入一些骨粉材料促进牙周组织再生。经过基础治疗和手术治疗，牙周炎症得到控制后，患者如果有缺失牙或者牙列拥挤、牙齿移位等问题，可以进行修复和正畸治疗，来恢复功能和美观。

最后，患者要养成定期复查、终身维护治疗的习惯，以减少牙周炎的复发，避免失牙，保持长期牙周健康。

（作者：冯向辉）

Q 医生，我的牙缝变大了，不好看，能把牙缝补上吗？

A 在临床工作中，经常有牙周疾病患者问这样的问题“医生您看，我前边的牙缝变大了，不好看，后边的牙缝也变大了，吃东西老塞牙，您能帮我把牙缝补上吗？”先来说答案：牙缝变大了，不好看，但是不能直接补上，需要先分析牙间隙变大的具体原因。听到这个答案的患者，总是在遗憾中带有不解，把变大的牙缝直接用补牙的材料补上不是挺好的吗？既恢复了美观、还不爱塞牙了，一举两得，有何不可呢？想要知道原因，我们先来看牙缝为什么会变大。

牙缝变大主要分为两种情况，一种是牙齿位置发生改变导致的牙齿与牙齿分开，不再“彼此相依”。那牙齿位置为什么会发生改变呢？牙齿在口腔中的稳定位置有赖于足够高度的牙周支持组织，当发生比较严重的牙周炎时，牙槽骨出现吸收导致高度减低，支持能力降低，牙齿就很容易受口腔内各种力量的影响发生移位，例如，嘴唇和舌头的力量及正常咬东西的力量都可以使重度牙周炎的患牙出现位置的改变，从而出现间隙。这种间隙在前牙比较常见，牙齿与牙齿之间没有任何接触，因而间隙较明显，对美观的影响也较大。这种情况的牙间隙可以在彻底牙周治疗后辅助正畸治疗或修复治疗使其消失，恢复美观效果。有些小的牙齿移位甚至可以在彻底的牙周治疗后自行关闭。

另一种是牙齿位置无明显改变，牙龈退缩导致牙间隙增大，也叫“黑三角”。这在牙周疾病患者中很常见。有些患者牙周治疗前就已经出现牙间隙，这也是一部分患者寻求牙周治疗的原因之一。而有些重度牙周炎患者就诊前并没有明显的间隙，经过有效的牙周治疗后却出现了间隙，对此，有些患者是比较难接受的，这也是他们拒绝牙周治疗的原因之一。为什么会出现这种情况？牙周炎患者特别是重度牙周炎患者接受牙周治疗后，之所以感觉牙缝变大了，是因为其实在治疗之前牙缝就已经存在了，但是被掩盖了。我们知道长期的炎症刺激会导致牙槽骨吸收从而出现牙龈退缩，导致牙缝已经“悄然”增大，而患者之所以没有觉察，是由于牙缝被大片的牙石掩盖着。而且长期沉积的牙石和菌斑导致牙龈红肿，遮掩了本已出现的“牙缝”，尽管表面上看不到牙缝，当藏在牙缝之间的牙结石被清除掉之后，牙龈同时也消肿了，牙缝便随之暴露出来。由此可见，就诊前并没有明显的间隙，经过有效的牙周治疗后出现的间隙并不是牙周治疗的并发症，而是治疗前已存在的牙周被破坏的结果！因此，这不该成为大家拒绝牙周治疗的原因，一旦发生了牙周炎，如果不及时治疗牙缝就会出现，且治疗越晚，牙缝越大。

那么黑三角间隙为什么不能直接补上呢？如果不能补还有其他治疗方法吗？先说为什么不能补。对于牙周炎患者来说，口腔卫生的维护非常重要，可以说是牙周治疗成功的基石。如果单纯把牙缝补上，一是无法有效地清洁牙间隙，二是树脂表面更容易堆积细菌，从而导致牙周炎加重。

那有什么治疗方法吗？对于这种牙周炎导致的黑三角间隙，现在还没有特别有效的治疗方法，我们能做的只有及时清理塞在牙缝里的食物，使用牙间隙刷清洁牙缝，保持牙周的健康，避免牙缝进一步变大。有些不是特别严重的黑三角间隙，可以通过软组织手术配合修复治疗来改善。

对于牙缝来说，预防比治疗更加重要。定期进行口腔检查，及时进行牙周治疗可以预防牙缝的出现。

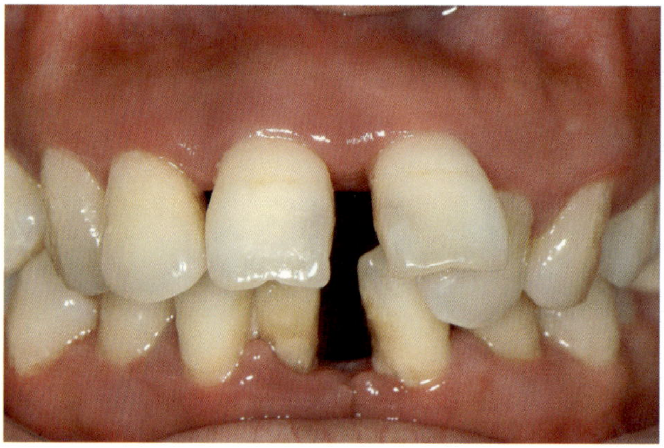

上门牙和下门牙都分开

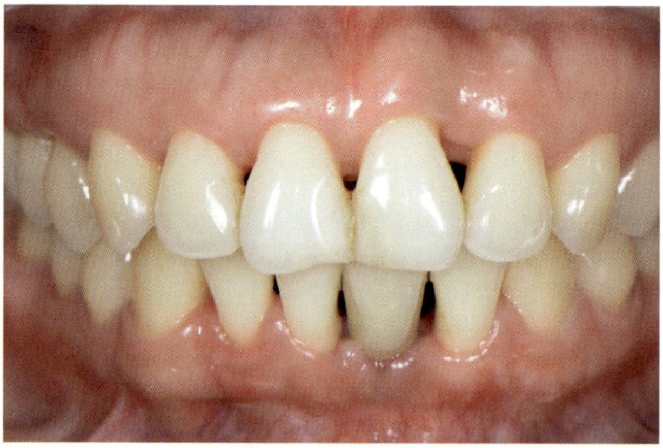

上下颌前牙之间出现黑三角间隙

（作者：王宪娥　冯向辉）

Q 医生，我非常怕疼，因为恐惧疼痛迟迟不敢洗牙和看牙医，有什么解决办法吗？牙周治疗时的疼痛能忍受吗？ 我听说现在有笑气能缓解疼痛，笑气吸入后进行洗牙有什么风险吗？

A 首先，需要明确的是，接受规范化的洁治一般不会让人感到特别疼痛，有一些酸酸的感觉是正常的，一般是可以耐受的。医生在使用超声洁治器械时，工作头需要与牙面保持正确的接触方式，并选择合适的功率进行洁治操作，如果不能做到规范地洁治和牙周治疗，通常患者不适感更明显，因此，建议大家一定要到正规的医疗机构进行洁治和牙周治疗。洁治后一周左右应避免过热和过冷的温度刺激，同时可以选择一些脱敏牙膏刷牙，以减轻牙齿遇到冷热刺激时产生的不适感。

在规范化洁治的基础上，仍然有部分患者会感到异常恐惧、疼痛难忍。这类患者大致分为两种：第一种，患者本身的疼痛阈值很低；第二种，患者心理上存在恐惧，也许是曾经有不规范的看牙经历，也许是胆子小，见到牙医就害怕。针对上述情况，我们可以根据具体情况选择不同种类的镇痛方式。

局部涂布表面麻醉药和局部注射麻醉药

局部注射的麻醉药打在牙龈和口腔黏膜附近，其针头通常非常细。对注射麻醉药也非常恐惧的患者，可以在注射麻醉药前，先使用表面麻醉药涂布在进针点附近。

心理暗示法

人对于未知的事情和异常的声音往往会有些恐惧。在洁治时，尤其是第一次洁治时，患者会感到很紧张，可以让患者手上握一个压力球（海绵球），通过转移注意力缓解其紧张情绪。还可以让患者戴上耳机听一些轻音乐等。总之，医生需要通过各种方式让患者不要把注意力过多集中于洁治这件事情上。

笑气镇静下洁治

笑气的成分是一氧化二氮，笑气吸入后治疗可以降低患者对疼痛的敏感程度，让患者放松下来。但笑气不同于麻醉，只有轻微的麻醉效果，其镇静效果更强。笑气不走血液循环，是气体在肺部的一个转换。一般笑气吸入停止 5 分钟后患者即可恢复正常，是非常安全有效的手段。值得指出的是，笑气镇静治疗时必须配有心电设备监控，确保诊疗安全。另外，不是每个人都适合使用笑气，孕妇、患有呼吸系统疾病、精神类疾病的患者是不能使用的。因此，笑气使用前，医生要向患者询问其全身健康状况。此外，笑气镇静治疗需要经过严格培训的医生方能实施。

最后，建议大家养成到正规医疗机构定期进行牙周维护和治疗的习惯，保证每年 1 ～ 2 次。如果常年甚至几十年不进行洁治，突然洗一次牙，由于牙石量多，治疗时间长，患者治疗过程中及治疗后的不适感会更严重。

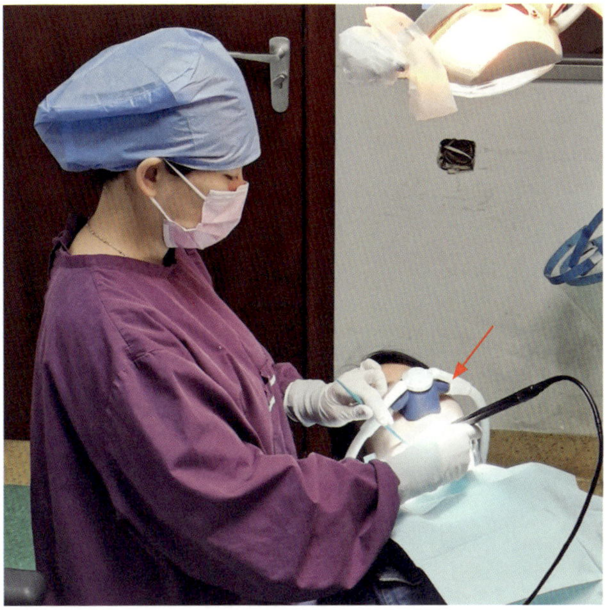

笑气镇静下实施牙周洁治（箭头所示为吸入笑气的鼻罩）

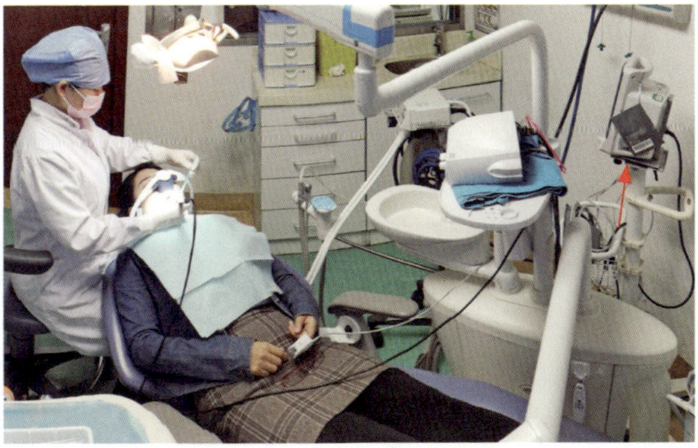

笑气镇静下，心电设备监护配合牙周洁治（箭头所示为心电监护仪）

（作者：马小伟　冯向辉）

Q 医生，我不敢洗牙，担心洗牙会传染上别的疾病，洗牙是否会感染上乙肝等传染病？

A 牙周洁治俗称“洗牙”，是牙周疾病预防和治疗的最基本内容之一，也是每个人都需要定期接受的口腔保健内容。近年来，随着生活水平的提高和对口腔健康重要性的认识，大家对口腔保健的重视程度逐渐增加。但是，也有一些人对于“洗牙”有些将信将疑，虽然认为它是必要的，但仍有一个共同的疑问：“洗牙”安全吗？“洗牙”时会出血，会不会传染上别的疾病？

一个肯定的答案是：在具备严格消毒措施的正规医疗机构接受牙周洁治是安全的，不会传染上别的疾病！

我们知道，牙周洁治的目的是去除牙菌斑和牙石，牙周疾病患者的牙龈存在不同程度炎症，通常在洁治时会有出血症状。大家“闻洗牙色变”的原因也主要是怕出血和担心沾染上血源性传染疾病。那临床上医疗机构是如何做到严格消毒、阻断血源性传染疾病呢？

首先，正规口腔医疗机构会严格遵守并执行《医疗机构口腔诊疗器械消毒技术操作规范》，文件中规定：牙周器械（牙洁治器、刮治器、牙周探针、超声工作尖等）属于高度危险器械，必须达到“一人一用一灭菌”。根据此原则，医疗机构会制订消毒灭菌流程。例如，北京大学口腔医院规定：高危器械先由科室完成预处理，再由院中心供应室完成清洗 – 干燥 – 检查、保养 – 消毒 – 包装 – 灭菌工作。例如，洁治结束后的机用手柄由科室的消毒室护士完成初次表面消毒后，再由中心供应室统一回收高压灭菌处理。例如，科室护士将诊疗结束后的复用器械（洁治器、刮治器、手术器械等）与废弃物分开放置，并将器械关节充分打开放在相应药液里浸泡 10 分钟后流动水冲洗，再由院中心供应室统一回收进行高压灭菌处理。

其次，北京大学口腔医院牙周科还制定了诊疗中预防交叉感染的许多具体措施。例如，治疗前用 3% 的过氧化氢鼓漱 1 分钟，以减少空气的污染；每次治疗结束后踩脚闸冲洗管腔 30 秒，以减少回吸的污染；诊疗时打开空气净化机消毒空气；诊疗结束后用消毒液冲洗消毒吸引器管路等。诊疗前、诊疗中、诊疗后一系列的消毒措施最大限度地杜绝了交叉感染的发生。

最后，上级部门的院感办定期专项督导检查也是感染控制的必要环节。

在您了解了上述口腔诊疗器械，包括口腔检查和洁牙器械的消毒过程后，是否感到一块石头落了地？到有严格消毒措施的正规医疗机构接受牙周洁治是安全的！

（作者：刘婷婷　刘建　胡文杰）

拔牙相关问题

Q 医生，您建议拔的牙，我舍不得拔，能让它自然脱落吗？

A 首先我们应该有一个共识，一个有责任心的牙周医生，除非到万不得已的地步，是比患者更想保留天然牙齿的！但凡不是牙周炎症非常重或者有多种复杂因素考虑，牙周医生都会努力采用一切办法保留天然牙。以此为前提，若牙周医生经过专业判断，认为这颗牙已经丧失了保留的可能性，其重度炎症已经不可控制，告诉您这是颗必须拔除的重度牙周炎患牙，此时希望您接受医生的建议，“该拔得拔”！牙周炎治疗程序的第一步便是“拔除无望保留的牙齿”。

如果这些牙不拔，我们来看看放任“病入膏肓”的牙不拔的后果是什么呢？牙周炎发展到晚期往往伴随着牙齿松动、移位、溢脓、牙龈萎缩等症状，此时的牙周支持力将大大减弱。换句话说，一方面，这颗患牙已经无法正常行使咀嚼功能；另一方面，牙周炎是一种慢性感染性疾病，细菌是造成炎症的罪魁祸首。重度牙周炎的患牙，它周围细菌的数量、毒素都是最高的，因此是重要的口腔“感染源”，又由于口腔环境是相通的，我们可以想象到，最先波及或影响最大的势必是相邻的牙齿。所以，还未发展至炎症晚期的其他健康牙齿，尤其是邻牙，一方面承受着本不应承担的“咬合之重”，另一方面还继续受着来自这些重度牙周炎患牙牙周疾病灶细菌的大肆攻击，这些牙齿被拖累和影响，发生牙周组织炎症破坏的危险程度和速度都将会大大增加。

其次，放任重度牙周炎患牙不管，任其自行脱落，还有一个严重后果：由于牙周感染进一步向深层发展，将导致牙槽骨大量的吸收，也就是“地基”的塌陷和丧失。等牙齿脱落后会面临镶牙难度增加，甚至是无法镶牙的问题。如果发展到这一步，牙齿脱落的部位将会不可避免出现一个大凹陷，重度的炎症已将牙齿周围的牙槽骨“啃食”干净。而镶牙的前提是失牙位置需要有一定的“地基”（剩余骨量）。剩余骨量越充足，镶牙效果越好，当骨量不充足时，种植手术的难度和费用都会增加很多，效果也不乐观，有些因骨量严重不足甚至无法种植治疗。

所以，及时拔除治疗无望的重度牙周炎患牙，去除病灶牙，能更好地保护邻牙的牙周健康和避免增加牙齿缺失后的修复难度，是及时“止损”，有利于失牙后的修复。

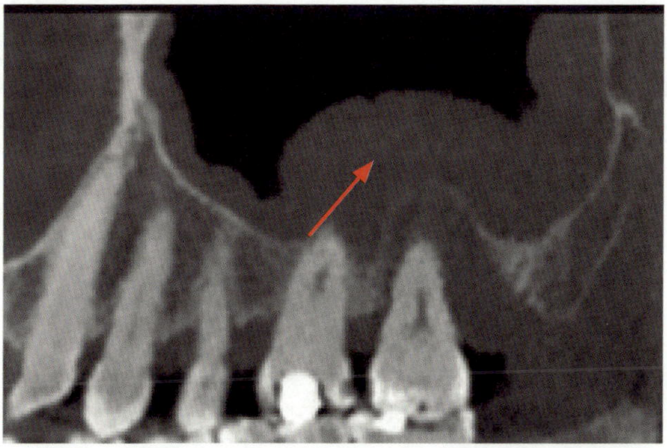

重度牙周炎患牙累及上颌窦（箭头示上颌窦黏膜明显增厚）

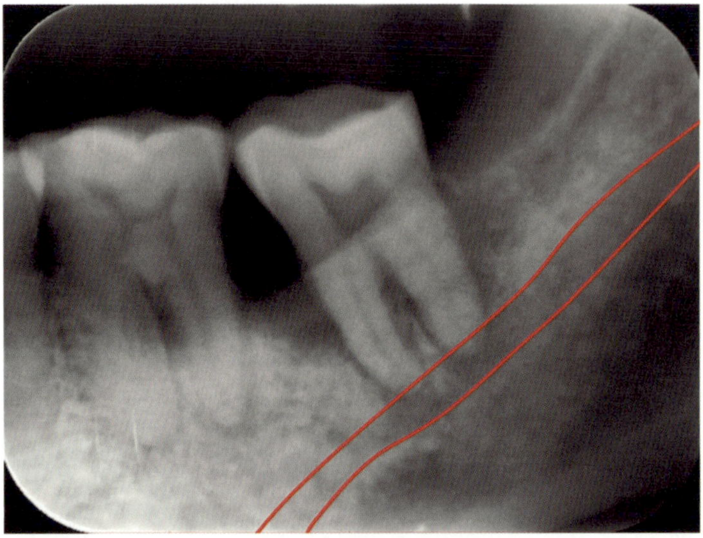

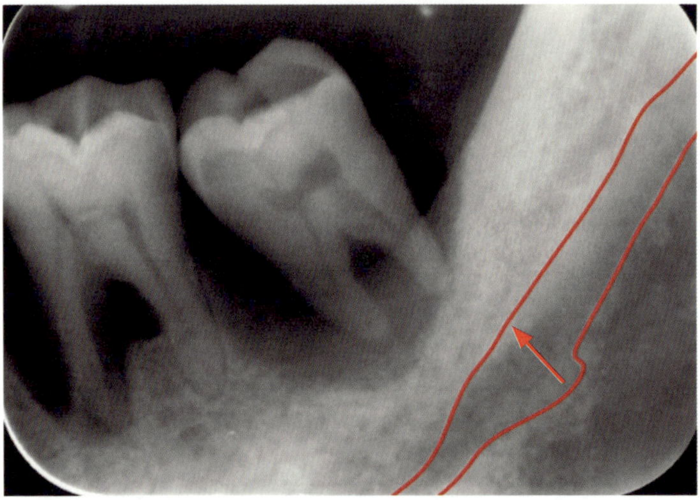

重度牙周炎患牙骨吸收非常接近下颌神经管（红线标记的位置为下颌神经管），使未来种植非常困难

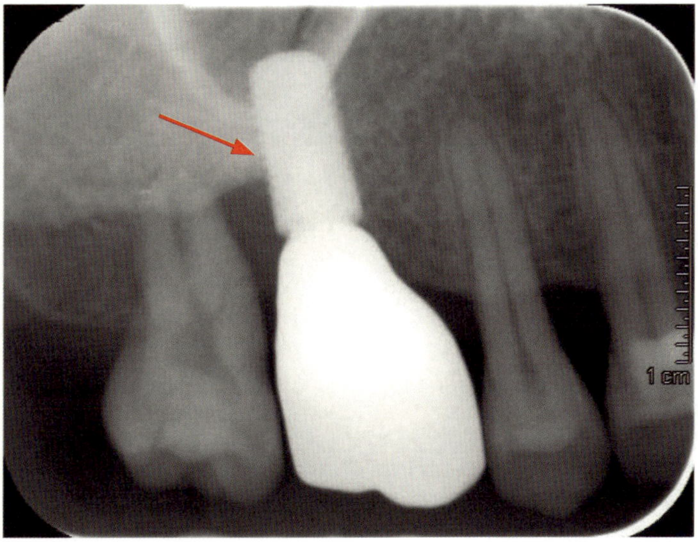

重度牙周炎患牙影响邻近种植体（箭头示种植体周围骨吸收）

（作者：曹洁　胡文杰　图片提供：王安琪）

Q 我的牙很松动了，医生建议我拔掉，我不想拔，外面好多诊所宣传能做松动牙固定，松动牙都能给固定吗？

A 我们要先明确的是，松动牙固定是一种保留松动牙的方法之一，通过将松动牙与相邻的健康牙齿固定在一起来实现，相当于健康的牙齿“搀扶”着这颗松动牙一起行使功能，从而减轻松动牙的不适症状。我们通常说的松牙固定都是暂时性的，并且多数适用于前牙。所以，松牙固定并不是拯救松动牙的“万能术”，需要恰当、合理地使用，而不能对所有的松动牙“一视同仁”。

许多松动牙并不适合做固定，这是由引起牙齿松动的原因所决定的。牙齿松动的原因有很多，应当先排除急性根尖炎、根折、牙根吸收等非牙周炎问题引起的松动。如果明确牙齿松动是由牙周炎引起，并且经过评估确定该牙尚可保留，要先经过彻底的洁治和刮治控制牙周炎，在此基础上才能进一步评估是否需要做松牙固定。有些松动牙经过牙周治疗后，松动度会有减轻，如果患者无任何不适，则不需要固定。如果口腔卫生维护得不好，牙周炎症难以控制，暂时也不适合做松牙固定，因为固定松动牙的装置通常会使患者的口腔卫生维护难度进一步增加。

那么什么样的牙齿可以做松牙固定呢？如果经过牙周治疗后，牙周炎症得到控制，而牙齿仍有松动，甚至松动增加，妨碍咀嚼或者仍有明显不舒服的感觉，那么可以对牙齿进行固定，防止在咀嚼食物的过程中松动牙受到超出其本身承受能力的或者来自异常方向的咬合力，从而避免这一因素造成松动牙的牙周炎症加重；也有一些经过牙周基础治疗控制炎症后需要实施牙周手术的松动牙，由于术后短期内松动会加重，为了手术效果的稳定性需要在术前进行暂时性固定。以上适合做松牙固定的情况均需要经过医生的专业评估，所以请您务必选择正规医疗机构就诊。如果松动牙经过医生评估已经“病入膏肓”，毫无保留价值及治疗意义，那么就不能再用松牙固定的方式“勉强挽留”，应及时拔除。

总之，在经过专业评估后，往往仅有一小部分松动牙可以做松牙固定。如果您有松动明显的牙齿，一定要及时就医听取专业意见，而不要轻信一些夸大松动牙固定效果的宣传广告。

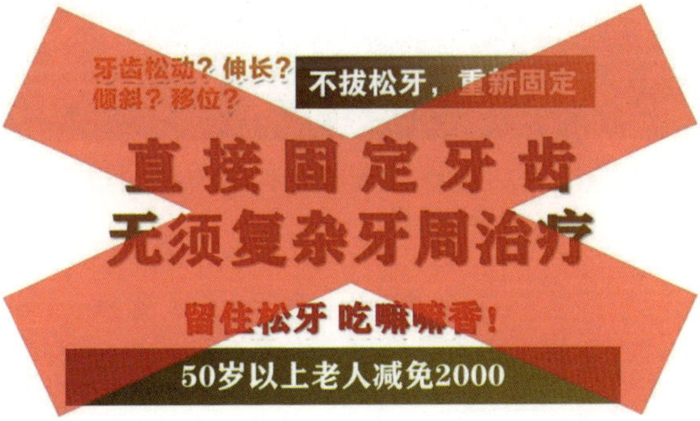

不要轻信非正规医疗机构违反医疗常规的虚假夸大广告

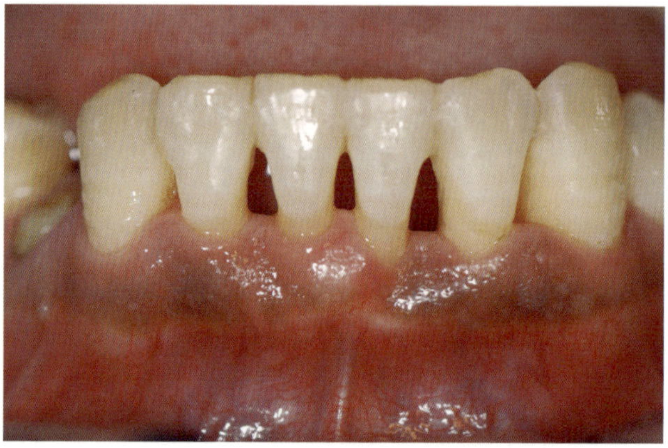

患者完成彻底的洁治、刮治和根面平整术后，利用树脂（邻面接触点下方）进行固定

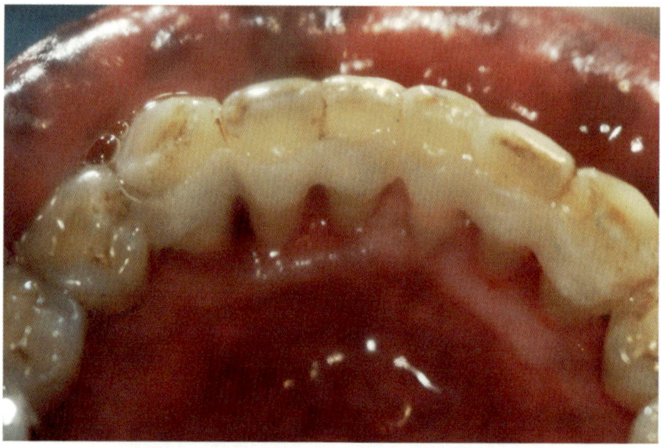

患者完成彻底洁治、刮治和根面平整术后，利用纤维带进行固定

（作者：韩子瑶 曹洁 冯向辉 胡文杰）

治疗反应及效果问题

Q 医生，为什么洗牙后我觉得牙缝变大了，牙齿变敏感了？

A 很多人洁治（俗称洗牙）后会觉得自己的牙缝突然变大了，并且出现了牙齿敏感，面对这种情况大家的第一反应可能是：洁治医生是不是把我的牙齿“洗”坏了！事实上，规范化洁治一定不会把您的牙齿洗坏！

洁治后之所以感觉牙缝变大了，是因为在还没有洁治之前您的牙缝就已经存在了，而之所以您没觉察是因为牙缝被大块的牙石掩盖着，虽然牙槽骨吸收和牙龈退缩已经使牙缝悄然变大，但您可能并未注意。当藏在牙缝之间的牙石被清除掉之后，牙缝便随之暴露出来。同时，牙周炎的一个重要临床表现就是牙龈的肿胀，牙石去除后牙龈消肿了，患者便觉得牙缝增大了。一般来说，牙周炎越重，牙石越多，洁治后出现牙缝的机会往往会越大。所以，牙缝变大不是洁治本身造成的后果，而是您的牙周疾病发展到一定病变程度存在的问题。因此，建议牙周炎要早诊断，早治疗为好。

那么为什么有些人洁治后感觉牙齿变得更敏感？那是因为在洁治前，牙石紧紧地包绕在牙颈部周围，牙颈部暴露在口腔中的牙冠和埋在牙龈里的牙根交界位置，这个位置往往是比较薄弱容易敏感的位置。健康者或轻度牙周炎患者颈部均有牙龈覆盖，而对于患严重牙周炎的患者，其牙龈退缩了，牙石直接包绕在牙根表面，牙根表面仅有一层薄薄的牙骨质，因此极易敏感。通过洁治把牙石去掉后，牙颈部或牙根就直接暴露在口腔中，就像一层棉被突然被掀掉一样，因此会有敏感的症状。这种情况一般不需特殊处理，在饮食上短期避免进食过冷过热、酸甜辛辣的食物即可，过一段时间，症状就会逐渐消除，也可以辅助使用一些脱敏牙膏帮助尽早消除敏感症状。

有人因为害怕“出牙缝”和“敏感”，不愿去洁治，到头来牙周炎发展严重，甚至到治疗无望而拔除的程度，代价就更大了。所以，奉劝大家预防牙周疾病应早诊断、早治疗，做好定期维护和洁治最重要。

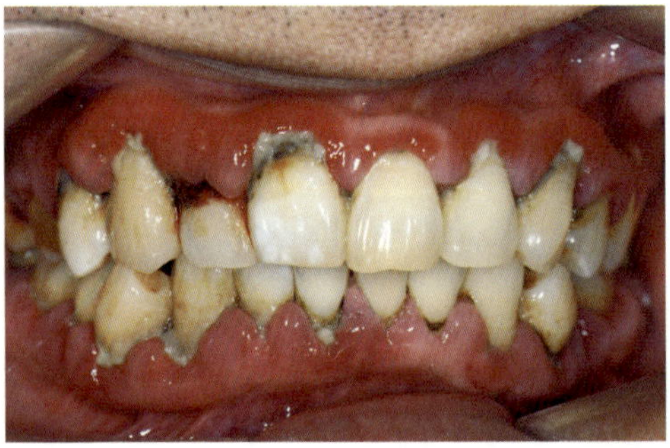
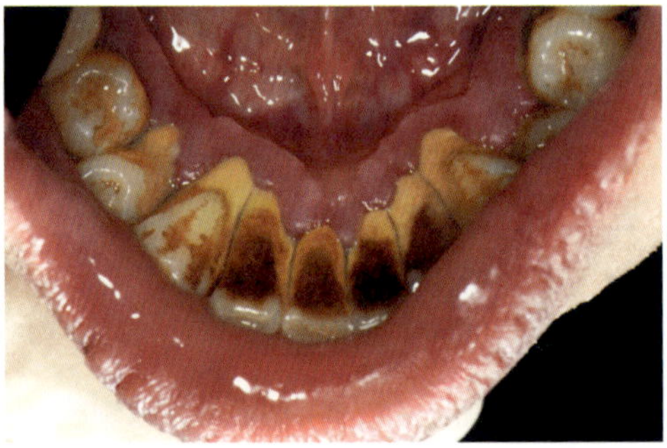

洁治前，大量菌斑牙石

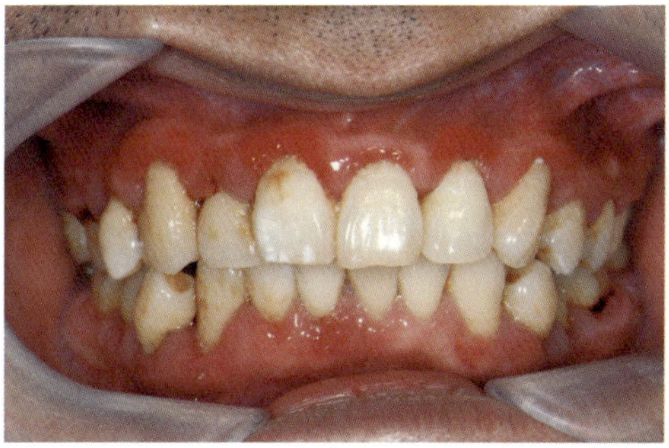
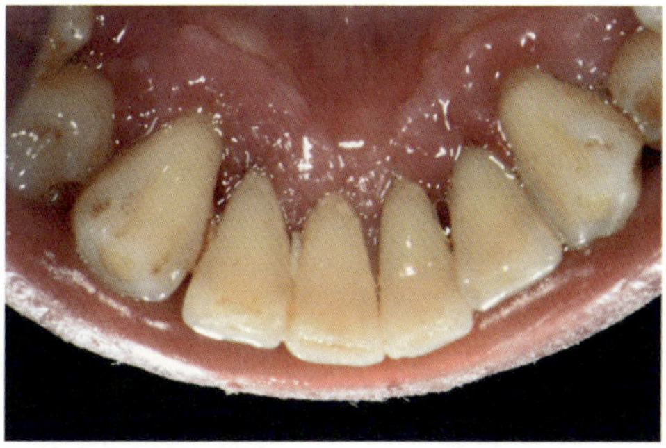

初步洁治后，龈上牙石去除，牙间隙初步暴露，牙周破坏导致的根面裸露出现

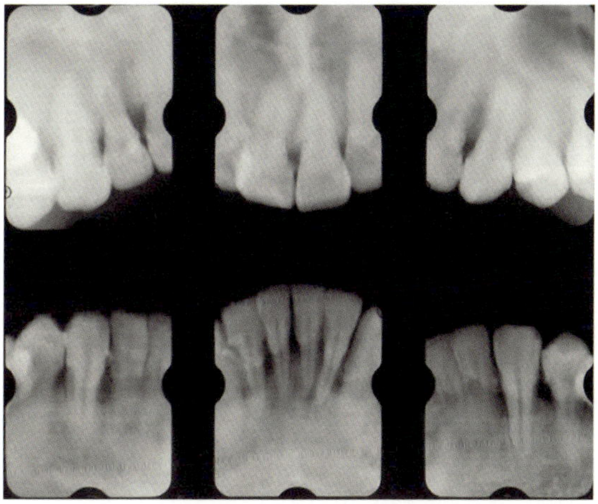

该患者前牙的 X 线片显示有牙槽骨的吸收，牙槽骨吸收是导致牙周治疗后出现间隙和根面裸露的根本原因

（作者：李凤英　冯向辉　胡文杰　图片提供：袁乔）

Q 医生，洗完牙后牙齿反而变松动了是怎么回事？

A 首先，需要明确的是洁治（俗称“洗牙”）本身不会造成牙齿松动。

洁治是利用超声波的高频震动配合水雾冷却或者利用手工洁治器械，来清除黏附在牙面上的菌斑、牙石和色素的治疗手段，这些洁治器械并不是在“磨”牙齿，也不是去除牙龈软组织，因此不会引起牙齿的松动。牙面及牙结石上附着大量菌斑，引起牙龈的炎症，最终造成牙槽骨的吸收，相应的牙齿就开始松动。打个比方，牙齿和牙周组织的关系相当于大树和土壤的关系，牙齿是大树，牙周组织是土壤，树的晃动是因为土壤的流失使得在土壤里的树根部分变短，不足以支撑大树的稳定了。

当医生通过洁治清除掉这些牙石后，有些患者可能会觉得牙齿比之前松动了，这种松动是由既往的牙槽骨吸收造成的，不过是这种已经存在的松动现象在洁治后才暴露出来而已，而不是洁治本身造成的。洁治前由于牙石特别多，成片地附着在牙面上，这些厚厚的牙石如同一个夹板把牙齿“固定”住，殊不知这些厚厚的牙石及上面附着的菌斑，就是造成牙齿松动的“元凶”。因此，觉得洁治后牙齿松动加重的，通常都是牙面上牙石堆积特别多而且牙周炎比较严重的人群。

有些患者认为原有的牙石似乎能“固定”牙齿，就开始拒绝洁治，这是十分错误的！如果不及时彻底去除这些牙石，牙周破坏就会进展，最终导致牙齿丧失，此时会后悔莫及。

所以，需要再次强调洁治本身并不会引起牙齿松动，松动是因患有较严重的牙周疾病引起牙槽骨吸收所导致，洁治不过是暴露出之前已经存在却并没有察觉到的松动。因此，建议患者每年进行牙周检查和治疗，对牙周疾病做到早发现和早治疗，就可以避免出现牙齿松动了。

（作者：马小伟　冯向辉　胡文杰）

妊娠相关问题

Q 医生，我怀孕 5 个月了，牙龈出血很严重，怀孕期间能治疗牙周炎吗？

A 怀孕期间牙龈出血很严重，提示您忽视了两个问题：其一，在怀孕前您可能就已经患有牙龈出血，只不过症状较轻，当时未引起重视；其二，在怀孕前您没有做牙周治疗或者距离上次牙周治疗时间已经很长了，也就说您在怀孕前没有解决好已经存在的牙周问题。

我们需要强调，牙龈出血是牙周疾病（牙龈炎或牙周炎）的重要症状之一。如果在怀孕前牙龈是健康的，只要在孕期注意口腔卫生维护，一般不会发生比较严重的牙龈出血。但是如果您孕前没有很好地控制牙周疾病，进入到妊娠期时，由于体内激素水平的改变会使原有的慢性炎症加重，出现牙龈出血增多的情况，更有甚者出现牙龈增生肿胀等情况，这不仅影响孕妇的口腔健康、进食，当发展到重度牙周炎时还可能会影响胎儿生长，增加早产或低出生体重的风险。因此，我们郑重建议备孕女性认识到孕前全面口腔检查和必要的牙周治疗重要性，这样可以避免您在妊娠期间出现严重的牙周问题。

那么，孕前未经过牙周检查或者牙周炎症未经控制，孕期出现严重牙龈出血该如何治疗呢？先不要着急，更不能盲目用药或者病急乱投医，一定要去正规的医疗机构就诊。一般来讲，只要孕妇能克服紧张情绪，妊娠的任何时期都可以进行牙周非手术治疗（主要是洁治和龈下刮治），治疗时要求医生的手法要轻巧。如果孕妇容易紧张，可以选择妊娠期的第4个月至第6个月进行牙周治疗，此时段为相对安全期。如果在孕期任何时间出现牙周组织的急性感染（如牙龈出现脓包），应及时到正规的医疗机构接受牙周急症处理。我们建议，每一个孕妇都应掌握正确的刷牙方法及牙线、间隙刷的使用方法等，孕期每日认真做好口腔卫生，对控制牙周炎症、维护孕期口腔健康是非常重要的。

（作者：张波　曹洁　胡文杰）

牙周炎用药问题

Q 医生，我有牙龈红肿出血，一周前吃了点消炎药，现在觉得好多了，牙周炎能靠吃药治好吗？

A 近年来，随着媒体宣传等多方面对口腔知识的普及，大家逐渐认识到了牙周疾病的严重性。但是，很多患者对于看牙医有天然的恐惧感或嫌麻烦，宁愿在家吃消炎药，也不愿来医院就诊。

那么，牙周炎能靠吃消炎药治好吗？我们先从牙周炎的病因讲起。牙周炎是菌斑（牙面上软的脏东西）引起的感染性疾病。牙菌斑生物膜并不是单个的细菌组成的，而是多种细菌黏附在一起形成的斑块，它像一个堡垒一样，不能被水冲去或漱掉。牙面上的菌斑及沉积物逐渐钙化，就形成了牙石。牙石一旦形成则不能用刷牙的方式去除，它的表面堆积着大量菌斑，从而逐渐引起牙周组织的炎症反应。菌斑和牙石的组织结构会阻挡药物的渗透，使药物无法到达深层发挥作用。研究表明，生物膜中的微生物对抗生素的抵抗能力是单个浮游状态微生物的 1000 ～ 1500 倍。

此外，很多患者感觉应用抗生素后症状似乎得到了短暂的缓解，就选择不去医院治疗，从而耽误了病情。乱用抗生素，容易诱导耐药菌的产生，引起菌群失调，产生胃肠道的不良反应等。

所以，牙周炎不能靠吃消炎药治好。那么如何去除菌斑生物膜、牙石呢?

机械的方法是最有效的。通过正确的刷牙，使用牙线、牙间隙刷等清洁工具，可以有效去除菌斑，保持牙齿的清洁。而对于已经形成的牙石，则需要进行洁治（俗称“洗牙”）、刮治来去除。需要强调的是，机械性地清除菌斑和牙石是每一个牙周疾病患者都最常选择的治疗手段。

当然也有一些情况，医生会在机械治疗的基础上建议辅助药物治疗。如重度牙周炎的患者，牙周袋很深，治疗的器械难以达到袋底深处，难以彻底清除深层的菌斑、牙石，此时采取机械治疗配合全身使用抗生素的方法，可以更高效地清除菌斑。需要强调的是，必须先通过机械治疗打破牙菌斑的生物膜堡垒，全身使用抗生素的效果才会发挥得更好。因此，只是自行服用抗生素是不能治好牙周炎的!

总而言之，通过洁治、刮治等机械方法去除牙菌斑和牙石，是目前应用最为广泛、最有效的牙周疾病治疗手段，而全身应用抗生素只是少数重度牙周炎患者的辅助治疗手段。

（作者：谢颖　石宇彤　胡文杰）

Q 医生，我听说吃阿司匹林容易出现洗牙时出血，我需要提前停药吗？抗凝血药物会影响牙周治疗吗？

A 临床上，我们会碰到不少可能同时患有心脑血管疾病等的牙周炎患者。由于病情需要，他们长期服用抗血栓药物。牙周炎的典型症状是刷牙出血，在进行牙周治疗时，治疗器械接触到有炎症的牙龈组织，牙龈会容易出血。那么，服用了抗凝血药物会影响牙周治疗吗？会不会在牙周治疗后不容易止血？进行牙周治疗前是否需要停用抗凝药呢？

临床常用的抗血栓药物主要包括两大类：一类是抗血小板聚集药，主要代表药物是大家熟知的阿司匹林和波立维等药物；另一类是抗凝药，主要代表药物是华法林和肝素。如果您服用的是阿司匹林这类药物，则要根据剂量多少来决定是否停药。阿司匹林是抗血小板聚集药物，能干扰正常的血小板聚集，引起凝血缓慢。通常，阿司匹林的用量是每天小剂量服用 325 mg 或更少，这种剂量一般不会改变出血时间。因此，如果您每天服用小剂量阿司匹林，则不需要在牙周治疗前停用。然而，如果您每日服用阿司匹林超过了 325 mg，就可能会延长凝血时间，出现牙周治疗后止血缓慢的情况。因此，对于这种服用剂量较大的情况，需要先咨询内科医生，看能否在牙周治疗前停药几天，以免治疗后不易止血。

如果您服用的是华法林这类抗凝药，则需要在牙周治疗前检查凝血指标，仔细查看凝血国际标准化比值、凝血时间和凝血酶原时间等。若指标在允许治疗的范围内，则可尝试进行牙周治疗。另外，在牙周治疗过程中，医生动作要温柔，随时观察患者的出凝血情况；如果凝血指标明显超过允许治疗的范围，则需要咨询内科医生是否能停药几天，如果可以停药，在停药数日后应再次检查凝血指标确定是否可以行牙周治疗。

总之，如果您长期服用抗血栓药物，为了您自身的安全，请一定要如实告知您的牙科治疗医生，医生会根据具体情况进行处理。口腔医生不具备让患者停用抗凝血药的权力，一定要由患者的内科医生决定是否能酌情短期停止用药。

（作者：谢颖　冯向辉）

Q 医生，我服用降压药物后觉得牙龈肿得厉害了，医生说与降压药也有一定关系，我需要换药吗？高血压用药和牙周疾病有关系吗？

A 临床上，我们经常会遇见因服用降压药而出现牙龈增生、肿胀和肥大情况前来就诊的患者，在服用某些降压药物一段时间后出现了这些症状，这种疾病被称为“药物性牙龈肥大”。引起药物性牙龈肥大的这类降压药为“钙通道拮抗剂”，如常见的硝苯地平（心痛定，拜新同）、氨氯地平（络活喜，施慧达）、维拉帕米等。目前我国接受药物治疗的高血压患者约有 50% 服用这类药物，由于我国高血压患者基数大，因服用降压药而引起牙龈肥大的患者也越来越多。有研究表明，硝苯地平服药者中约 20% 会发生牙龈肥大的情况。所以，服用上述降压药的患者应特别注意牙龈变化。

药物性牙龈肥大的典型症状有：牙龈肿胀，可能会像“小球”一样凸起，甚至会覆盖一部分的牙面。目前这类降压药物造成牙龈肥大的原因和机制尚不明朗，但可以肯定的是，大多数药物性牙龈肥大是建立在原有的牙龈炎症基础上的。科学研究表明，菌斑引起的牙龈炎或牙周炎可能促进药物性牙龈肥大的发生，而且牙龈肥大的程度与原有的炎症程度和口腔卫生状况有明显关系。所以，在您的口腔卫生情况不好，很久未经牙周医生“打理”，或从来没有接受过彻底的牙周治疗等情况下，若长期服用钙通道拮抗剂类的降压药物，发生牙龈肥大的概率会大大增加。因此，掌握菌斑控制的方法，接受规范的牙周治疗以控制牙周炎，同时坚持每隔一段时间给牙齿来个“大扫除”，是预防药物性牙龈肥大最简单有效的方式。

那么服用降压药物出现牙龈增生的情况后是否一定要换药呢？一般来说，如果该降压药对您的血压控制良好并持续稳定，不主张更换降压药。经过规范的牙周治疗后，大多数患者的牙龈肥大都能得到明显的控制、好转甚至消退。只有在牙周治疗后，牙龈肥大状况改善不明显的情况下，口腔医生才会建议与相关的专科医生协商考虑更换其他类型的降压药物。

总结一下，降压药引起的药物性牙龈肥大是可以预防的，我们建议广大内科医生在给患者开降压药时，先让患者接受牙周治疗和定期复查。如果出现了药物性牙龈肥大，也不必紧张，可以通过及时、规范的牙周治疗达到减轻症状、改善牙龈肥大的目的，而更换降压药并不是首选方案。

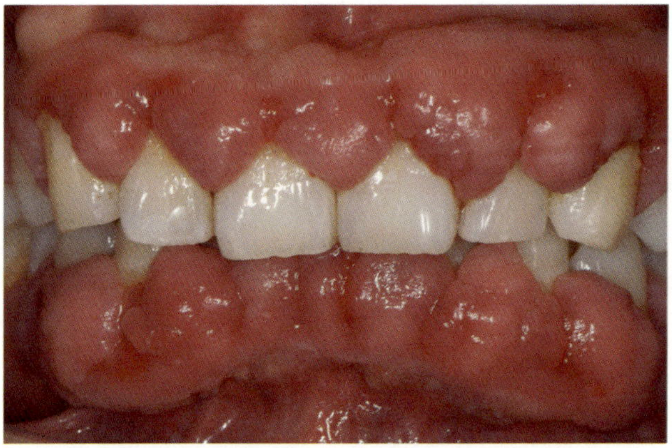

服用降压药硝苯地平引起的药物性牙龈肥大

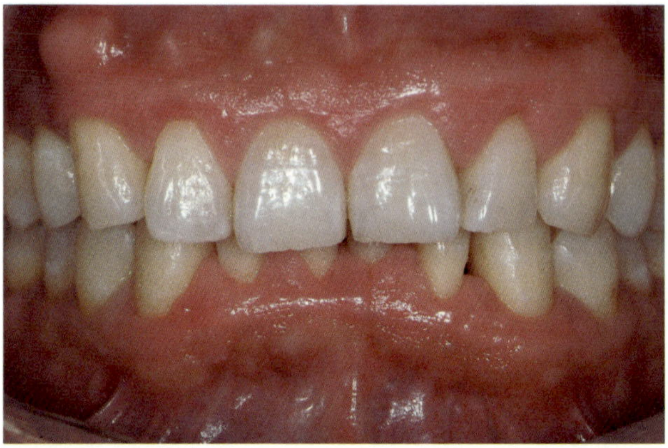

该患者接受完善的牙周基础治疗后 1 年，未更换降压药，仍获得了非常好的疗效

（作者：曹洁　胡文杰　图片提供：罗惠文）

牙周综合治疗

牙周炎患者的修复相关问题

Q 医生，您说我有要拔掉的牙，我是先做牙周治疗还是先拔牙？什么时候能镶牙呢？治疗顺序是怎样的呢？

A 对于无保留价值和难以控制牙周疾病变的牙齿，应尽快拔除，避免感染扩散和牙槽骨的进一步破坏，从而降低后期缺失牙修复的难度！

首先，由牙周医生进行系统全面的牙周检查，评估整体的牙周状况，制订综合的治疗计划，明确哪些牙需要拔除后再开始后续治疗。一般拔牙 1 周后便可开始系统的牙周治疗。需要注意的是如果患牙存在急性炎症（如急性脓肿），则需要先控制急性炎症后再行拔牙。近些年来，针对有牙周破坏而需要拔除的牙齿，应先进行简单的龈上和龈下超声除石，控制菌斑和牙石后再拔牙，利于创口的愈合！

其次，拔牙后需要及时镶牙。关于拔牙后的镶牙时机，需要分不同情况来看。前牙区为了美观和发音、交谈的方便，可以在拔牙前先由修复医生制作过渡义齿，拔牙即刻可以佩戴，一般在 3 个月后进行最终的活动修复或者固定桥修复。如果前牙区未来考虑进行种植修复，可以根据局部软硬组织条件进行拔牙同期种植，或者在拔牙后 1 个月待软组织愈合后进行早期种植，也可以在拔牙后 3 ～ 6 个月待牙槽窝完全愈合后进行延期种植。对于后牙区，一般需要在拔牙后至少 3 个月待牙槽窝完全愈合后进行镶牙。但是，如果拔牙同期进行了拔牙窝位点保存，也就是植骨处理（所谓“加固地基”），则需要至少 6 个月后进行镶牙。因此，对于拔牙后的镶牙时机，需要根据拔牙位点的软硬组织条件、患牙位置及最终的修复方式来综合决定。

总之，无论何种方式的镶牙均应该在牙周组织健康的基础上进行，因此，镶牙前需要拔除治疗无望的牙齿并进行系统的牙周治疗，创造有利于修复的口腔健康环境。

（作者：赵丽萍　胡文杰）

牙周炎患者的正畸治疗问题

Q 医生，我有牙周炎，前牙因为牙周炎出现了牙缝，正畸医生建议我正畸前先看牙周。有牙周炎是不是就不能做正畸了？治疗到什么程度才能去做正畸呢？正畸治疗中还需要看牙周吗？

A 患者常因牙齿排列不齐咨询正畸医生可否“矫正”的问题，期望将牙齿排列整齐，恢复美观。而正畸医生常会在检查中因为发现有牙周炎，建议先治疗牙周炎，这是正确的做法。

牙列不齐一般可以分为两种情况：第一种情况，是本来(从牙齿萌出时)就有牙齿排列不齐，同时又合并牙周炎；另一种情况，是原来的牙列是整齐的，但是因为牙周炎的进展，造成了牙齿的倾斜、伸长等移位的情况。这些移位最容易发生在前牙区域，表现为前牙向外凸出，间隙变大，我们把这种前牙的移位也称为“扇形移位”，这种情况不仅影响发音和咀嚼功能，还严重拉低了“颜值”，影响美观。

那么在有牙周炎的情况下，能否做正畸呢？我们需要明确的是，牙周炎患者在彻底治疗牙周炎，控制牙周组织的炎症后是可以进行正畸治疗的！未经治疗的牙周炎是正畸治疗的禁忌证。牙周疾病未经控制仍处于活动期时便开始正畸治疗，在正畸力的作用下，会加速牙周炎的发展进程，使牙周炎病情进一步恶化，严重时甚至会导致牙周脓肿，牙齿松动和脱落。因此，如果您患有牙周炎，准备正畸，那么应知道完善规范的牙周治疗是正畸前的必经过程，也是正畸治疗成功的前提。而我国2018年公布的第四次全国口腔流行病学调查数据显示，我国中老年人群牙周健康率不足10%，因此，绝大多数成年人患有不同程度的牙周疾病，成年人在正畸治疗前基本都需要进行牙周治疗。

什么时候可以开始正畸治疗呢？当满足以下情况时可以开始正畸治疗。首先，经过规范的牙周治疗后，牙龈恢复健康，深牙周袋已消除，牙周炎得到控制。其次，您已经掌握菌斑控制的方法，包括正确的刷牙、使用牙线或者牙缝刷的方法。再次，在正畸治疗过程中，牙周定期维护至关重要。一般来说，推荐患有牙周炎的正畸治疗患者在正畸治疗过程中，每3个月找牙周医生复查牙周状况，通过洁治等治疗手段维护牙周健康。只有定期的牙周复查才能保证正畸治疗的安全、顺利进行，如因各种原因导致牙周疾病复发，需暂时停止正畸治疗，待牙周疾病控制良好后再继续正畸加力。最后，为保证矫治效果的长期稳定，行正畸治疗后应持续定期复查和牙周维护。

简而言之，正畸治疗，牙周护航！为确保正畸治疗能够安全、顺利地进行并取得良好效果，需要您和牙周医生、正畸医生的共同努力。

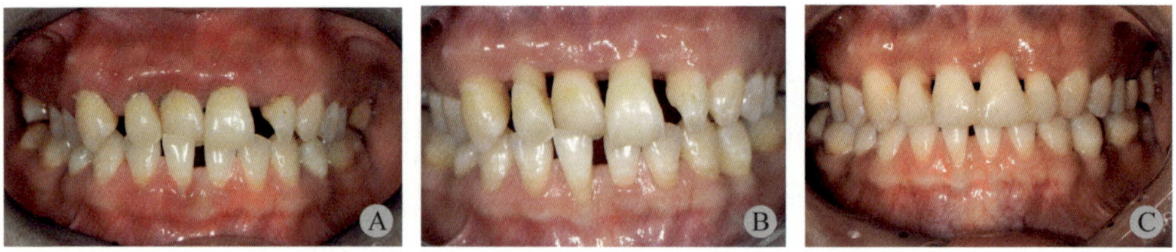

A：牙周治疗前，牙龈暗红、水肿；B：牙周治疗后，牙龈炎症得到较好的控制；C：牙周炎症控制后正畸治疗，关闭前牙散在间隙改善美观。

牙周治疗前后

（作者：张波　曹洁　胡文杰　图片提供：危伊萍）

牙周炎患者的种植治疗问题

Q 几次劝我母亲去洗洗牙，治一治牙周疾病，今后可以少掉牙，她却总是振振有词，人老了就会掉牙，掉了种牙就好，贵就贵点。医生，您说这种观点对吗？

A 您母亲的观点不正确！

人老和掉牙，并无必然的因果关系，这一点在今天的口腔医学界，已基本达成共识。这也是牙齿和其他人体器官不同的地方，心脏、肝、肾等都可能随着年龄的增长而功能退化，唯有牙齿不会。人的一生除了乳牙在 6 ～ 12 岁先后脱落，另一副为恒牙共 28 个，只要保护得当，28 个恒牙将会陪伴我们终生。

导致牙齿脱落的最主要原因是牙周疾病。牙周疾病是最常见的口腔疾病之一。我国 85% ～ 90% 的成年人存在不同程度的牙周问题。2015 年国外有报道称，牙齿脱落或拔除的因素中将近 70% 以上与牙周疾病有关。

由于牙周疾病病程发展较长，痛感不明显，患者往往会忽视必要的定期检查和及时治疗，没有养成“看牙和护理牙周”的好习惯，这是最令人担忧的。在我们国家，几乎 90% 以上的牙周疾病患者从未接受过正规的牙周治疗。而随着疾病的进展，影响牙齿稳定的“地基”被破坏，最终会导致牙齿脱落。

所以，“人老掉牙”不是自然生理现象，而是没有及时正确治疗牙周疾病、没有定期维护牙周健康导致的结果。

近年来，种植牙技术的发展给缺牙患者带来了福音！种植牙甚至被誉为人类的“第三副牙齿”！种植牙与传统的活动义齿和固定义齿相比，确实有舒适、美观、功能良好等特点，简单地说，“种牙”就是把人工制造的牙根植入到缺牙部位的牙槽骨里（俗称牙床），等它和牙槽骨长牢以后，利用这个人工牙根来支持与牙齿外形类似的“牙冠”，从而来代替缺失的天然牙功能。但不可否认，种植牙与我们的天然牙相比，有几个缺点：①“先天的不足”。种植牙没有神经，对压力和疼痛不敏感，它的疲劳和受伤不易被认识到，长时间过度负重会“英年早逝”；②治疗技术要求高和治疗时间长。种植牙第一步是植入人工牙根，这是一项精细的外科手术，第二步是制作人工牙冠,需要训练有素的外科医生和规范到位的修复技术，才能完成种植牙修复全过程，一般需要以年来计算治疗时间；③种植牙需要“后天加倍的呵护”。定期检查和维护是种植牙寿命长短的关键，如果没有做好这项工作，后期补救和处理极为困难。

另外，值得指出的是，种植牙治疗的费用与传统的牙齿修复相比是比较昂贵的，种植牙治疗本身的过程需要一系列的材料和精细手术器械，而且种植治疗前往往需要对缺牙部位的地基“改造和加固”，这些都需要高昂的费用。

因此，我们提倡通过定期牙周检查和维护，预防和控制牙周疾病，保留更多的天然牙，尽力减少牙齿丧失；如果已有缺失牙希望进行种植修复，要到规范的口腔诊疗机构就诊，精心设计，发挥优点，倍加呵护，让更多天然牙和少量种植牙共同担负好您的口腔功能，来保证高质量的生活。

（作者：胡文杰）

自我菌斑控制与牙周维护治疗

Q 医生，电视广告经常宣传一些牙膏能治疗牙龈出血，我用了一段时间牙龈确实不出血了，我就不用去医院治疗了吗？

A 首先需要明确的是，牙龈出血是牙周组织炎症的警示信号，止血牙膏是不能治疗牙周疾病的！如不及时处理，最终会因牙周炎而造成牙齿松动甚至脱落。那么牙周组织为什么会发炎呢？主要是牙齿表面因为刷牙不到位而有很多的牙石和牙菌斑，牙齿周围“娇嫩”的牙龈组织会因此逐渐出现红肿、发炎、出血等表现。

“发现牙龈炎症出血后开始好好刷牙，再换一款有止血功效的牙膏不就好了吗？”这种观点是错误的。

刷牙很重要，一定要坚持每天刷牙。但是决定刷牙效果的一定是刷牙方法，而不是牙膏。牙膏含有摩擦剂、洁净剂和发泡剂等成分，主要作用是辅助刷牙，同时提高舒适度。需要注意的是，只有在使用正确刷牙方法的基础上，牙膏才能起到辅助提高刷牙效率的作用，如果刷牙方法错误，使用再好的牙膏也不能刷好牙齿。而牙龈炎症出血时，牙齿表面各个角落往往已经累积了较多的菌斑软垢，甚至是已经矿化坚硬牢固的牙石，此时好好刷牙虽然可以清除大部分软的脏东西，但是对于已经存在的硬牙石和深藏在牙齿和牙龈间隙的菌斑软垢无能为力，用再好的牙膏也不行。

那么为什么有时候用了有止血功效的牙膏后就真的暂时不出血了呢？主要是因为有些牙膏含有一些药物成分，可以起到短效的止血效果，暂时掩盖了已经存在的牙周炎。但是使用这种牙膏就像肚子疼吃了止疼药能临时缓解疼痛一样，通常是治标不治本的。如果不把牙齿周围的菌斑软垢和牙石彻底清除，牙龈很快就会再次发炎出血。这时，就需要大家在好好刷牙的同时，尽快前往正规的口腔医疗机构就诊，彻底清除菌斑、牙石，以免炎症进一步发展恶化，引起牙齿松动脱落等不可挽回的后果。

总之，牙周疾病是绝对不可能通过使用牙膏治疗好的，必须要去正规医疗机构检查和治疗！药物牙膏只是临时缓解了牙龈出血，但如果不去正规的医疗机构治疗牙周疾病，就掩盖了牙周炎的继续进展，最终将酿成严重后果。用一首打油诗做个小结：牙龈出血烦恼多，好好刷牙很重要；牙膏虽然有帮助，尽快就医勿迟疑。

（作者：徐筱　胡文杰）

Q 医生，您建议我半年就洗一次牙，这么频繁洗牙会对牙齿造成损害吗？洗牙能把我发黄的牙齿洗白吗？

A 一般来讲，临床中我们建议患者每半年到一年洁治一次牙齿，主要是因为牙面上的牙菌斑是不断形成的，即使通过正确刷牙、使用牙线、牙缝刷等方式，想尽一切办法清洁牙齿，牙齿上还是会有一些隐蔽部位的菌斑不易清除。而且，有相当一部分患者难以坚持每天用牙线等工具仔细地清除菌斑。长此以往，就会形成一种硬的“菌斑团块”即我们所说的牙石，新沉积的牙菌斑也易于附着在牙石表面，持续破坏牙周组织健康。因此，需要定期由专业人员通过洁治及深部刮治等治疗方式来彻底清除牙菌斑和牙石，这就是我们为什么要定期看牙和维护牙周健康的原因。

洁治会不会把发黄的牙齿洗白？答案是否定的！首先要明白，洁治洗掉的东西是什么。洁治主要清洁的是牙齿表面外源性附着的牙石、菌斑及色素，这些东西都是在日常生活中残留在牙齿表面的，通过洁治可以把这些附着物清除掉从而还原牙齿本身的颜色，但如果牙齿本身颜色偏黄，即使通过洁治也不会让它变白。如果由于个人需要，想把颜色偏黄的牙齿变白，那就需要接受其他治疗。临床上可以采用冷光美白、瓷贴面等方式使牙齿颜色更协调。值得注意的是，想要进行牙齿美白的治疗，要先进行洁治，去除牙石、菌斑和色素。

临床工作中洁治主要采用超声波洁牙机清洁牙齿，基本原理是通过超声波洁牙机的工作尖高速低幅度震荡和水流冲洗,达到清除牙石的目的。因此，洁治是去除牙面上附着的牙石和菌斑，而不是“洗”牙齿本身，也就是说其无法改变我们自然牙天生的颜色和质地！而牙齿表面主要的物质为牙釉质，牙釉质为高度钙化的组织，其硬度大大超过钢铁，自然界中仅次于金刚石，因此规范的洁治对于牙齿表面是不会造成损伤的。但是在洁治过程中，如果超声波洁牙机的工作尖长时间在牙齿表面停留，或者操作角度不当，可能会对牙齿表面造成划痕。不过，洁治后通过抛光处理，可以使牙面恢复光滑、明亮。

总之，建议大家选择正规医疗机构进行牙齿的洁治，避免造成不必要的损伤。

（作者：张智超　冯向辉　胡文杰）